Shivani Apte
Arun S. Urala
Divya Siddalingappa

Efeitos dos colutórios nos elastómeros em ortodontia

Shivani Apte
Arun S. Urala
Divya Siddalingappa

Efeitos dos colutórios nos elastómeros em ortodontia

Colutórios e Elastómeros

ScienciaScripts

Cover image: www.ingimage.com

This book is a translation from the original published under ISBN 978-620-6-77253-8.

Publisher:
Sciencia Scripts
is a trademark of
Dodo Books Indian Ocean Ltd. and OmniScriptum S.R.L publishing group

120 High Road, East Finchley, London, N2 9ED, United Kingdom
Str. Armeneasca 28/1, office 1, Chisinau MD-2012, Republic of Moldova, Europe
Printed at: see last page
ISBN: 978-620-7-73279-1

Índice

INTRODUÇÃO

As cadeias elastoméricas são copolímeros de poliuretano que são frequentemente utilizados em operações ortodônticas devido à sua versatilidade. São eficazes, coloridas e confortáveis para os pacientes[1]. As cadeias elastoméricas têm sido utilizadas na terapia ortodôntica para o fecho de espaços generalizados desde a década de 1960, juntamente com a correção da linha média, o fecho de espaços de extração e a recolocação de dentes impactados[2]. Andreasen e Bishara foram os primeiros a descrever como estas cadeias elásticas podiam ser utilizadas para fechar pequenos espaços entre os dentes[3].

Devido às suas qualidades viscoelásticas, as correntes elastoméricas estão sujeitas a uma diminuição da força ao longo do tempo. No entanto, estas cadeias também estão sujeitas à degradação da força ao longo do tempo, que é influenciada por vários factores. A temperatura da cavidade oral, as flutuações do pH, a presença de radicais livres e a utilização de colutórios contribuem para a degradação da força exercida por estas cadeias. A degradação da força destas cadeias é afetada pela temperatura, pelas flutuações do pH e pelos radicais livres na cavidade oral, bem como pelos elixires. [4]

Os doentes submetidos a tratamento ortodôntico com aparelhos fixos têm mais probabilidades de sofrer de acumulação de placa bacteriana durante o tratamento, o que aumenta a prevalência de microrganismos cariogénicos na cavidade oral.[5,6] Durante o tratamento, são normalmente prescritos diferentes tipos de elixires bucais com propriedades antimicrobianas para combater esta situação. Para atenuar este facto, são habitualmente prescritos vários tipos de elixires bucais antimicrobianos durante o tratamento. Dado que os tratamentos ortodônticos se podem prolongar por longos períodos, é crucial avaliar o impacto da utilização regular destes colutórios nas propriedades mecânicas das cadeias elastoméricas. Diferentes estudos têm reportado resultados variados no que diz respeito ao decaimento da força das cadeias elastoméricas após a imersão em colutórios, o que torna esta uma área de investigação importante. Esta dissertação tem como objetivo realçar estas variações e fornecer uma compreensão abrangente do impacto dos colutórios no desempenho mecânico das cadeias elastoméricas durante o tratamento ortodôntico. Como o tratamento ortodôntico é realizado por um período prolongado, existe a necessidade de avaliar as variações nas propriedades mecânicas dessas cadeias elastoméricas empregadas durante o tratamento quando submetidas ao uso regular de enxaguatórios bucais.[7] Compreender as características de decaimento da força das cadeias elastoméricas é essencial para otimizar os resultados ortodônticos. Quando essas cadeias perdem a sua força prematuramente, isso pode afetar a eficiência do tratamento, levando potencialmente a tempos de tratamento mais longos e a uma movimentação dentária menos eficaz. Assim, a escolha do colutório e a sua frequência de utilização devem ser cuidadosamente ponderadas pelos ortodontistas, de modo a garantir que não comprometem a integridade e a funcionalidade das cadeias elastoméricas.

Além disso, os recentes avanços na ciência dos materiais e na ortodontia conduziram ao desenvolvimento de novas formulações de cadeias elastoméricas que afirmam oferecer uma melhor resistência à cárie forçada. Estas inovações têm como objetivo aumentar a durabilidade e o desempenho das cadeias, mesmo quando expostas às condições difíceis do ambiente oral. Como tal, a investigação em curso e os estudos clínicos são cruciais para validar estas afirmações e integrar os novos materiais na prática ortodôntica padrão.

REVISÃO DA LITERATURA

Rucker BK, Kusy RP (2002)[8] avaliaram as propriedades elásticas, ou seja, a resistência, a rigidez e o alcance de fios multifilares de materiais linearmente elásticos. Foram comparados fios de aço inoxidável (SS) de três (triplos) e seis (coaxiais) fios de aço inoxidável (SS) de cadeia simples (simples) e fios de nivelamento Niti convencionais. Para medir o módulo de elasticidade de Young (MoE), foram efectuados ensaios de flexão com uma máquina de ensaios mecânicos Instron numa disposição de flexão de três pontos com um comprimento de vão de 8,9 mm ou 12,5 mm.

Uma forte correlação entre a rigidez do fio e o momento de inércia da área demonstrou que a interação dos fios era insignificante a baixas activações e que E = 199 GPa era constante mesmo para os fios coaxiais fortemente estirados. Utilizando o Instron com um extensómetro, foram testadas as resistências ao escoamento a 0,1% (sigma (YS)) dos fios SS simples e dos fios interiores rectos dentro dos fios coaxiais. A relação entre o sigma (YS) e a resistência à tração final foi, em média, de 0,81 para os fios simples, de 0,88 para os fios coaxiais e, subsequentemente, de 0,85 para os fios triplos. Os valores médios de sigma (YS) foram 1,88, 1,83 e 1,78 GPa para os fios SS simples, triplos e coaxiais, respetivamente. Para cada fio NiTi, foram medidos tanto o sigma (YS) quanto o limite elástico (sigma (EL)) através de carga cíclica. Os fios NiTi convencionais apresentaram elasticidade não linear, pois os valores médios de sigma (EL) (1,10 GPa) foram 50% maiores que os valores médios de sigma (YS) (0,73 GPa). Em comparação com as propriedades elásticas dos fios NiTi convencionais, os fios SS triplos e coaxiais correspondiam geralmente à rigidez, mas tinham apenas um terço a metade da resistência e da amplitude. Uma vez que as propriedades de resistência e amplitude são ambas proporcionais a sigma (YS), o fabrico utilizando ligas com valores sigma (YS) melhorados tornaria os fios de SS multiestrurados melhores quando comparados com os produtos convencionais de NiTi.

Quintao CC, Cal-Neto JP, Menez LC, Elias CN (2009)[9] mediu o comportamento de deflexão de força de arcos de alinhamento inicial seleccionados através da realização de testes de flexão de três pontos em condições controladas. O estudo testou quatro designs de fios: aço inoxidável multiestrondado. aço inoxidável convencional, níquel titânio superelástico e fios de níquel titânio termoativados.

Foram observadas diferenças significativas nas forças de desativação entre os fios testados. O fio de aço inoxidável multiestriado apresentou a força de desativação média mais baixa (1,94 N), enquanto o grupo de aço inoxidável convencional apresentou o valor mais elevado (4,70). Os grupos superelástico e Ni-Ti termoactivado foram semelhantes ao fio multitrançado.

Ahrari F, Ramazanzadeh BA, Sabzevari B, Ahrari A (2012)[(10)] investigou o efeito do colutório com flúor nas características de carga-deflexão de três tipos de fios ortodônticos à base de níquel-titânio. Foram seleccionados vinte espécimes redondos maxilares de 0,016 polegadas de cada um dos fios Niti de cadeia simples, Niti de cadeia múltipla e Niti de cobre. Os espécimes foram mantidos em soluções de NaF a 0,2% ou em saliva artificial a 37°C durante 24 horas (N=10). As propriedades de deflexão da carga do fio foram medidas por uma máquina de testes Zwick, utilizando um teste de flexão de três pontos.

Os resultados sugeriram que submeter os fios Niti a agentes fluoretados diminuiu as forças de descarga associadas, especialmente em deflexões mais baixas, e pode resultar num atraso no alinhamento dentário.

Lin J,Han S, Zhu J, Wang X, Chen Y, Vollrath O, Wang H, Mehl C (2012)[(11)] investigou a influência do flúor e de um ambiente ácido nas propriedades mecânicas dos fios ortodônticos Niti (NiTiW) em saliva artificial. Comercial, redondo 0,016 polegadas NiTiW foram imersos em 0% ou 0,015 wt% de Natrium-Fluoride- contendo saliva artificial a um pH de 4 ou 6 por um ou três dias, respetivamente. Os NiTiW foram examinados com um teste de flexão de três pontos, testes de microdureza Vickers e observação da morfologia da superfície (SEM).

O fator mais influente para diminuir a força de descarga e a dureza parece ser o valor do pH, enquanto o tempo de imersão e a adição de NaF não têm uma influência importante.

Goldberg AJ, Vanderby, R Jr, e Burstone C J (1997)[(12)] mediram e determinaram as causas de qualquer depressão do módulo de elasticidade do fio de aço inoxidável ortodôntico padrão. Também foi medida a porcentagem de deslocamento da força de escoamento na qual a deformação permanente se inicia. Os testes foram realizados com fios de aço inoxidável ortodôntico padrão com dimensões de secção transversal de 0,24 mm X 0,508 mm (0,010 x 0,020 in), 0,406 mm (0,016 in) de diâmetro, 0,762 mm (0,030 in) de diâmetro e 0,914 mm (0,036 in) de diâmetro. As amostras foram avaliadas no estado em que foram recebidas e após um tratamento térmico de cinco minutos a 1010 °C (1850 F), seguido de arrefecimento ao ar. Além disso, dois grupos de fio de 0,406 mm (0,016 in) foram aquecidos a 454° C (850 F) e 400 °C (750 F) durante 3 minutos, tratamentos térmicos clínicos típicos utilizados para aliviar a tensão da mola ortodôntica. Cinco amostras de cada dimensão e condição foram medidas em tensão numa máquina de testes de taxa de deformação constante.t

Foram utilizadas garras padrão e um extensômetro com extensômetro de meia polegada, embora os clipes do extensômetro tivessem que ser ligeiramente modificados para acomodar os espécimes incomumente estreitos. O módulo de elasticidade dos fios ortodônticos, como recebidos, foi de 14,7 a 17,1 X 104 MPa (21,3 a 24,8 X 106 psi). Esse valor está aproximadamente 20% abaixo dos valores geralmente aceitos de 19,3 a 20,0 X 104 MPa (28,0 a 29,0 X 106 psi) e pode resultar em erros computacionais significativos na mecânica do aparelho ortodôntico. Além disso, esses materiais excedem o seu limite elástico de tensão, o que corresponde a um limite de escoamento de 0,01%. Todos os fios tratados termicamente a 1010°C foram completamente recozidos com redes FCC, com limite de escoamento reduzido e módulo de elasticidade médio de 19,0 X 104 MPa (27,6 X 105 psi).

Tanto os fios como os recebidos como os tratados termicamente mostraram uma orientação cristalina preferida. Não foi possível identificar causas específicas para o módulo reduzido, embora as alterações induzidas pela tensão na microestrutura, as deformações residuais e a textura cristalográfica possam contribuir.

Brantley W.A et al (abril 1978)[13] estabeleceu a expressão revista para o módulo de rigidez em flexão (módulo de Young, E), usando uma variedade de fios ortodônticos de diferentes tipos de ligas, têmperas e diâmetros, para comparar os valores do módulo de Young e da resistência à flexão (FYS) medidos com o testador de rigidez e o torquímetro para fios ortodônticos de pequeno diâmetro (.020 polegadas e menos), e para comparar os valores de E e FYS medidos com o testador de rigidez em função do comprimento do teste. Os fios ortodônticos testados foram de aço inoxidável austenítico e fios de cromo-níquel cobalto com duas têmperas diferentes para cada tipo de liga. Os diâmetros dos fios variaram de 0,010 a 0,051 polegadas, representativos do uso clínico ortodôntico.

Foram efectuadas três séries de experiências:

Parte I.-Comparação do módulo de Young obtido em flexão e em tração uniaxial, em que apenas foram utilizados fios de diâmetro igual ou superior a 0,030 polegadas.

Parte II. Comparação dos valores do módulo de Young e da resistência à flexão (0,05 radianos) obtidos com o teste de rigidez e o torquímetro, para fios ortodônticos de diâmetro igual ou inferior a 0,020 polegadas.

Parte III - Comparação dos valores do módulo de Young e do limite de elasticidade à flexão obtidos com o aparelho de ensaio de rigidez em função do comprimento do vão de ensaio. Foram testados dez tipos diferentes de fios, variando de 0,016 a 0,051 polegada de diâmetro, com comprimentos de 1/2, 1 e 2 polegadas. A deformação por flexão de uma variedade de fios ortodônticos com diferentes composições de ligas, têmperas e diâmetros foi medida. Assim, foi estabelecida uma expressão revista para o módulo de Young (E) em flexão. O aparelho de teste de rigidez e o medidor de torque produziram quase as mesmas medidas de deformação por flexão para fios ortodônticos com diâmetro tão pequeno quanto 0,010 polegada.

O comprimento do vão de ensaio afecta significativamente os valores de E e da tensão de cedência à flexão (FYS). A dependência de FYS do vão de ensaio é consistente com o modelo de deformação por flexão pura, enquanto a dependência de E do vão de ensaio é indicativa do desvio das condições de carga reais do modelo idealizado.

Juvadi SR, Kailasam V, Padmanabhan S, Chitharanjan AB (2010)[14] avaliou as propriedades de fios feitos de 2 novos materiais e comparou as suas propriedades com as do aço inoxidável. A amostra consistiu em 30 comprimentos rectos de 3 tipos de fios: aço inoxidável, liga de titânio-molibdénio e liga de beta-titânio. Foram avaliadas oito propriedades: dimensão do fio, chanfro da borda, composição, características da superfície, características de fricção, resistência à tração final (UTS), módulo de elasticidade (E), resistência ao escoamento (YS) e características de deflexão da carga. O aço inoxidável foi o fio mais liso, com os valores mais baixos de atrito e de retorno elástico e valores elevados de rigidez, módulo de elasticidade, tensão de cedência e tensão de rutura. A liga de titânio-molibdénio foi o fio mais rugoso; apresentou valores elevados de atrito e valores intermédios de retorno elástico, rigidez e resistência à tração final. A liga de beta-titânio era intermédia em termos de suavidade, atrito e resistência à tração final, mas tinha o retorno elástico mais elevado, proporcionando assim forças mais suaves.

Gorewlick L, Geiger AM, Gwinett Aj (1982)[15] observou a presença de manchas brancas numa amostra aleatória de pessoas não tratadas. A incidência de manchas brancas entre os pacientes tratados por uma técnica multi-ligada foi registada no momento da descolagem. Além disso, procuraram-se manchas brancas nas lâminas Kodachrome antes e depois do tratamento de pessoas cujos incisivos maxilares tinham sido tratados com mão. Verificou-se que os dentes individuais, com banda ou colados, apresentavam uma formação de manchas brancas significativamente maior do que a encontrada no grupo de controlo. Para os dentes estudados, não houve diferença na formação de manchas brancas naqueles que foram bandados ou colados. A área labiogengival dos incisivos laterais superiores teve a maior incidência de manchas brancas.

Quando estudados por segmentos, a maior incidência ocorreu entre os incisivos superiores; a menor foi no segmento posterior da maxila. Não foram encontradas manchas brancas nas superfícies linguais dos caninos e incisivos inferiores após o uso prolongado de uma contenção colada de canino a canino.

Esses achados sugerem uma relação entre a resistência à formação de manchas brancas e a taxa de fluxo salivar. Apesar da ausência de qualquer programa preventivo com flúor entre os grupos estudados, 50% dos pacientes demonstraram resistência à formação de manchas brancas. O evidente grau de dano iatrogênico durante o tratamento ortodôntico sugere a necessidade de programas preventivos com flúor.

Aghili H, Yassaei S, Eslami F (2017)[(16)] avaliou e comparou as alterações nas propriedades mecânicas e na morfologia da superfície de diferentes fios ortodônticos após imersão em três soluções de colutório. Neste estudo in vitro, foram seleccionados cinco espécimes de cada um dos fios ortodônticos de níquel titânio (NiTi) de 0,016 polegadas, NiTi revestido e aço inoxidável. Os espécimes foram imersos em fluoreto de sódio (NaF) a 0,05%, clorexidina a 0,2%, extrato de Zataria multiflora e água destilada (controlo) durante 1,5 h a 37ºC. Após a imersão, as forças de carga e descarga em intervalos de 0,5 mm e o módulo de elasticidade (E) dos fios foram medidos utilizando um teste de flexão de três pontos. As alterações da superfície foram observadas com um microscópio eletrónico de varrimento (SEM).

Foram observadas alterações estatisticamente significativas nas forças de carga e descarga e na E dos fios ortodônticos após a imersão em diferentes soluções de enxaguatórios bucais. Uma comparação entre pares mostrou uma diferença não significativa entre o efeito de diferentes enxaguatórios bucais sobre a E de diferentes tipos de fios. As imagens de MEV mostraram alterações na superfície de alguns tipos de fios ortodônticos. Assim, os enxaguatórios bucais utilizados nesse estudo parecem alterar as propriedades mecânicas e a qualidade da superfície dos fios ortodônticos.

Srivastava K, Chandra PJ, Kamat N (2012)[(17)] avaliou a alteração das características de carga-deflexão de fios de Ni-Ti, Cu Ni-Ti, SS e 0-Ti aquando da imersão em bochechos com fluoreto de dois tipos: Phosflur e NaF neutro, utilizando um teste de flexão modificado e comparando-o com o controlo. Os fios redondos pré-formados foram imersos em 10 ml de solução de controlo e de teste (Phosflur e colutório S-Flo) durante 1,5 horas e incubados a 37°C.

Descobriram que o Phosflur e um elixir bucal neutro de fluoreto de sódio não afectaram as propriedades mecânicas de flexão dos fios Ni-Ti, Cu Ni-Ti, S.S e 0-Ti em condições in vitro.

Concluiu-se que não foram encontradas alterações nas características de deflexão de carga em diferentes arcos e, portanto, os enxaguatórios bucais prescritos rotineiramente podem ser usados com segurança se o comportamento mecânico dos fios for compreendido.

Alavi S,Barooti S, Borzabadi- Farahani A(2015)[(18)] avaliou os efeitos in vitro de soluções de flúor com diferentes acidez nas características de carga-deflexão de fios ortodônticos de níquel titânio (NiTi). Neste estudo, que durou 30 dias, 36 fios de NiTi (3 cm de comprimento, 0,016 x 0,022 polegadas) foram divididos em três grupos experimentais de 12 cada. Dois grupos foram submetidos à aplicação tópica de flúor a 0,05% em peso em colutórios com diferentes acidez (G1, pH 4; G2, pH 6,6) por 90 s, duas vezes ao dia, e mantidos em soro fisiológico. O terceiro grupo (G3, o grupo de controlo) foi mantido apenas em solução salina normal.

As forças de carga e descarga foram medidas com um ensaio de flexão de três suportes numa máquina de ensaios universal. Foram também registados os platôs de carga e descarga e a histerese. Com base neste estudo in vitro, em comparação com a solução de fluoreto neutro, a lavagem diária da boca com uma solução de fluoreto com um pH mais ácido de 4 afectou as características de deflexão da carga dos fios NiTi durante a fase de descarga.

Concluíram que os iões fluoreto e hidrogénio podem afetar as propriedades de deformação por carga dos fios de NiTi, particularmente o efeito de fragilização por hidrogénio. Durante o carregamento, as características mecânicas dos fios NiTi diminuíram com o gel de flúor, mas não com o colutório. Devido ao pH ácido do elixir bucal (pH=4), verificou-se que este prejudica as propriedades mecânicas do Niti.

Kaneko K, Yokoyama KI,Moriyama K, Asaoka K, Sakai JI (2004)[(19)] investigaram a degradação do desempenho de quatro ligas principais de fios ortodônticos, nomeadamente níquel-titânio, beta-titânio, aço inoxidável e crómio-cobalto, causada pela absorção de hidrogénio durante a imersão de curta duração em soluções de fluoreto ácido. A degradação relacionada com o hidrogénio dos fios ortodônticos após imersão em solução de fluoreto de fosfato acidulado a 2,0% a 37°C durante 60 minutos foi avaliada através de um ensaio de tração, observação ao microscópio eletrónico de varrimento e análise de dessorção térmica de hidrogénio.

Após a imersão, a resistência à tração dos fios de níquel-titânio e de beta-titânio diminuiu. Em particular, o fio de níquel-titânio fracturou antes de ceder, e o modo de fratura mudou de dúctil para frágil.

As quantidades de hidrogénio absorvido nos fios de níquel-titânio e de beta-titânio foram de 200 e 100 ppm em massa, respetivamente.

Os resultados deste estudo sugerem que a degradação no desempenho dos fios ortodônticos de ligas de titânio ocorre devido à absorção de hidrogénio, mesmo após uma imersão de curto prazo em soluções de flúor. Sabe-se que os fluoretos têm a vantagem de reduzir a cárie e a ocorrência de lesões de mancha branca ao redor dos braquetes, a superfície foi mais degradada nos fios de Niti e 0-Ti do que nos fios de SS e Co-Cr-Ni em enxaguatório bucal, enquanto os fios de SS mostraram maior resistência à tração.

Heravi F,Moayed MH, Mokhber N (2015)[(20)] avaliou e comparou a resistência à corrosão de três arcos de NiTi disponíveis no mercado expostos a colutórios com 0,05 wt% e 0,2 wt% de flúor. Três tipos diferentes de arcos de NiTi, com 0,016" de diâmetro, foram examinados para avaliar sua resistência à corrosão na saliva artificial Fusayama Meyer e em duas outras salivas artificiais contendo 0,05 wt% e 0,2 wt% de fluoreto de sódio (Naf). Após a preparação primária dos fios, estes foram testados por polarização potenciodinâmica e potenciostática e análises de potencial/tempo de corrosão. As suas superfícies foram avaliadas utilizando um microscópio eletrónico de varrimento (SEM). Na saliva artificial, todos os arcos de NiTi se mostraram passivos, ao contrário do fio de aço inoxidável, que apresentou corrosão por pite.

Concluíram que a adição de flúor à saliva artificial diminuiu a resistência à corrosão de todos os arcos testados. À medida que a concentração de flúor na saliva aumentava, a resistência à corrosão dos fios diminuía. Isso pode ser devido ao efeito destrutivo do flúor na camada protetora de óxido, que pode determinar a forma das cavidades feitas nos fios da arcada.

Mathur, Setu, Tanu Mathur, Rahul Srivastava e Rohit Khatri (2011)[(21)] analisaram a potência do colutório de clorexidina e discutiram as suas propriedades. A clorexidina, sendo o agente antiplaca mais potente, é considerada o agente antiplaca padrão de ouro, em relação ao qual é medida a eficácia de outros agentes antiplaca e antigengivite. A sua eficácia pode ser atribuída às suas propriedades bacteriostáticas e bactericidas e à sua substantividade na cavidade oral. As propriedades antimicrobianas da Clorexidina são atribuídas à sua molécula bi-catiónica, sendo esta mesma propriedade a base do seu efeito secundário mais comum, o manchamento dentário extrínseco. Assim, inferiu-se que a prescrição de Clorexidina requer uma avaliação minuciosa da situação clínica e um diagnóstico preciso, pelo que deve ser administrada sob orientação qualificada.

Walker MP, White RJ, Kula KS (2005)[(22)] investigou os efeitos de agentes profilácticos de flúor nas propriedades mecânicas de fios de níquel-titânio (Ni-Ti) e cobre-níquel-titânio (Cu-Ni-Ti). Os fios rectangulares pré-formados de Ni-Ti e Cu-Ni-Ti foram imersos durante 1,5 horas a 37°C num agente fluoretado acidulado, num agente fluoretado neutro ou em água destilada (controlo). O módulo de elasticidade de carga e descarga e a tensão de cedência dos fios foram avaliados após a imersão com um teste de flexão de três pontos a 37°C num banho de água. A microscopia eletrónica de varrimento foi também utilizada para caraterizar os efeitos do tratamento com flúor na topografia do fio. As propriedades mecânicas de descarga dos fios ortodônticos de Ni-Ti foram significativamente diminuídas após a exposição a ambos os agentes fluoretados. As propriedades mecânicas do fio Cu-Ni-Ti não foram significativamente afectadas por nenhum dos agentes fluoretados.

Foram observadas alterações corrosivas na topografia da superfície de ambos os fios, sendo que o Cu-Ni-Ti parece ter sido mais severamente afetado. Os resultados indicam que o uso de agentes tópicos de flúor em fios de NiTi pode reduzir as propriedades mecânicas funcionais de descarga do fio e levar a um tratamento ortodôntico prolongado. Walker MP, Ries D, Kula K, Ellis M, Fricke B (2007)[(23)] estudou o efeito de agentes profiláticos de flúor nas propriedades mecânicas de carga e descarga e na qualidade da superfície de fios ortodônticos de titânio beta e de aço inoxidável. Fios retangulares de titânio beta e de aço inoxidável foram imersos em um agente fluoretado acidulado, um agente fluoretado neutro ou água destilada (controle) por 1,5 horas a 37°C. Após a imersão, o módulo de elasticidade de carga e descarga e a tensão de cedência dos fios foram medidos utilizando um teste de flexão de 3 pontos num banho de água a 37°C. A microscopia SEM também foi utilizada para avaliar qualitativamente a topografia do fio em função dos tratamentos com flúor.

As propriedades mecânicas de descarga dos fios de titânio beta e de aço inoxidável foram significativamente diminuídas ($P < .05$) após a exposição a ambos os agentes fluoretados. Alterações corrosivas na topografia da superfície também foram observadas após a exposição a ambos os agentes de fluoreto de fosfato neutro e acidulado.

Os resultados sugerem que a utilização de agentes fluoretados tópicos com fios de titânio beta e de aço inoxidável pode diminuir as propriedades mecânicas de descarga funcional dos fios e contribuir potencialmente para um tratamento ortodôntico prolongado.

Ramalingam A, Kailasam V, Padmanabhan S, Chitharanjan A (2008)[(24)] avaliou o efeito dos fluoretos tópicos nas propriedades mecânicas dos fios de NiTi e de cobre NiTi. 30 pacientes submetidos à terapia com aparelhos fixos foram divididos arbitrariamente em três grupos: O grupo I (grupo de controlo) não utilizou fluoretos tópicos; o grupo II utilizou um enxaguamento com flúor; o grupo III teve uma aplicação de flúor em gel nos dentes. Após um mês, os arcos foram retirados e o módulo de elasticidade e a força de escoamento foram medidos. Foi selecionado aleatoriamente um fio de cada grupo para examinar a superfície utilizando um microscópio eletrónico de varrimento.

Nem o gel nem o enxaguamento afectaram os módulos de elasticidade e de tensão de cedência dos fios NiTi durante a carga, e dos fios NiTi de cobre durante a carga e a descarga.

A maioria dos pitting na análise por microscopia eletrónica de varrimento foi observada no grupo de gel dos fios de cobre NiTi. Assim, os fluoretos tópicos alteram as propriedades mecânicas dos fios de NiTi, prolongando a duração do tratamento ortodôntico.

Omidkhoda M, Sahebnasagh Z, Poosti M, Yaghoobi M, Izadpanahi A (2011)[(25)] determinou a consequência da utilização de 3 colutórios nas propriedades da superfície dos fios NiTi, SS. 15 peças de 0,016" de dimensão de cada fio foram arbitrariamente divididas em 5 grupos com 2 controlos (como recebido e saliva artificial) e 3 grupos experimentais que foram armazenados em saliva artificial a 37 °C durante um mês numa incubadora. Depois disso, os grupos de teste foram imersos em CHX 0,12%, peróxido de hidrogénio 0,12% e colutórios Persica durante 30 min, 1,5 h e 1,5 h, respetivamente. As amostras foram então lavadas em água destilada e colocadas de novo na incubadora por um período superior a 60 dias.

O SEM mostrou alterações na topografia da superfície e o número de orifícios de corrosão foi descrito. Mostrou uma taxa de corrosão substancial entre o grupo "como recebido" e o grupo Persica, Clorexidina e saliva artificial em fios NiTi, mas não foi observada nenhuma diferença significativa na topografia da superfície entre qualquer um dos grupos de aço inoxidável.

A alteração da superfície dos fios de NiTi foi substancialmente maior do que a dos fios de aço inoxidável.

Assim, concluiu-se que, em comparação com os outros colutórios, a clorexidina e o peróxido a 0,12% mostraram maiores visões de pitting nos fios de SS e NiTi, respetivamente.

Renuka, Murlidharan (2017)[(26)] discutiram os benefícios dos colutórios à base de plantas em comparação com o colutório padrão de clorexidina. Nesta revisão, foram explorados os benefícios dos colutórios à base de plantas. Muitos extractos de ervas estão agora disponíveis como colutórios para manter uma boa higiene oral. A acumulação de placa bacteriana e o aumento dos microrganismos orais são os principais factores de uma má higiene oral. Os extractos de ervas como a camomila alemã, Terminalia chebula, Aloé vera, chá verde, hortelã-pimenta satva, curcuma, neem, triphala, extractos de romã, extrato de goiaba, própolis, alúmen, folhas de darim, mulethi, etc., são semelhantes à clorexidina no controlo da placa bacteriana e na redução da gengivite. Muitos colutórios à base de plantas contêm ervas com propriedades antimicrobianas, tais como neem, yavani satva, nagavalli, Gandhapura taila, pilu, Bibhitaka, Ocimum, Echinacea, folhas de Chameli, etc. Muitas ervas têm propriedades anti-inflamatórias e antioxidantes, tais como neem, cravinho, triphala (combinação de amalaki, haritaki e vibhitaki), tulsi, toranja, aipo, alcaçuz, katha, hortelã e óleo essencial de camomila. A mistura de extractos de Staphysagria, Chamomilla, Echinacea, Plantago, Ocimum e Cistus utilizada como elixir bucal foi melhor do que a clorexidina na redução da contagem de estreptococos mutans salivares.

Assim, a utilização de colutórios à base de plantas melhora a higiene oral em comparação com os colutórios de clorexidina, sem quaisquer efeitos adversos. Embora os colutórios à base de plantas possam manter uma boa higiene oral numa base diária, são menos eficazes do que os colutórios com clorexidina durante tratamentos como gengivite, periodontite, traumatismo, etc.

Para além das desvantagens, o elixir bucal de clorexidina desempenha um papel eficaz no tratamento de doenças orais para utilização a curto prazo. Os elixires à base de plantas são adequados para manter uma boa profilaxia oral.

Shivanand Aspalli, et al (2018)[33] avaliou a eficácia antigengivite e antiplaca do enxaguatório bucal à base de plantas (Hiora) em comparação com um enxaguatório alopático (Clorexidina). Foram estudados 20 pacientes com gengivite com uma faixa etária média de 18-50 anos. Após a destartarização padrão, 10 pacientes foram instruídos a enxaguar com colutório de clorexidina a 0,2% duas vezes por dia na diluição 1:1 e os restantes 10 pacientes enxaguaram com colutório Hiora duas vezes por dia.

O índice de placa, o índice gengival e a hemorragia à sondagem foram registados no início e após 21 dias. Não foram encontradas disparidades significativas entre os dois grupos no que respeita aos parâmetros clínicos. O elixir bucal à base de plantas tem uma eficácia semelhante à da clorexidina, com a vantagem de ter efeitos secundários negligenciáveis, satisfazendo o mesmo objetivo. Para se obter uma perspetiva correcta, é essencial aumentar o tamanho da amostra e realizar estudos mais longos.

LAVAGENS BUCAIS

A placa bacteriana é o principal fator etiológico da gengivite e da progressão para a periodontite.[27] A remoção mecânica da placa bacteriana através de uma escovagem frequente e eficaz e do uso do fio dentário é o principal método para evitar doenças periodontais e reduzir o risco de cáries.[28] No entanto, algumas pessoas não têm a destreza, a competência ou a vontade de remover a placa mecânica. Os elixires bucais são mais fáceis de utilizar e podem ajudar a controlar a placa supragengival e a gengivite, mas devem ser constantemente utilizados em conjunto com os tratamentos mecânicos de redução da placa bacteriana.[29] Os elixires bucais devem ser utilizados com moderação e nunca como a única forma de higiene dentária. Os elixires bucais contêm vários ingredientes activos, como a clorexidina, os óleos essenciais, o cloreto de cetilpiridínio e o flúor, contribuindo cada um deles de forma diferente para a higiene oral. A clorexidina, por exemplo, é bem conhecida pela sua eficácia na redução da placa bacteriana e da gengivite, mas é geralmente recomendada para utilização a curto prazo devido a potenciais efeitos secundários, como manchas nos dentes e alteração do sabor. Os óleos essenciais e o cloreto de cetilpiridínio também são eficazes na redução da placa bacteriana e da gengivite, enquanto o flúor ajuda a prevenir as cáries dentárias através do reforço do esmalte.

De facto, os elixires bucais têm várias finalidades nos cuidados orais, desde o tratamento de infecções e a redução da inflamação até ao alívio da dor, ao combate à halitose (mau hálito) e ao fornecimento de flúor localizado para a prevenção de cáries.

Para o tratamento de infecções, podem ser recomendados elixires bucais que contenham agentes antibacterianos ou antimicrobianos, como a clorexidina, para ajudar a eliminar as bactérias nocivas e promover a saúde oral. Estes elixires podem ser eficazes na redução da carga bacteriana na boca, ajudando assim no tratamento de doenças como a gengivite ou a periodontite.

Em casos de inflamação, os elixires bucais com propriedades anti-inflamatórias, como os que contêm corticosteróides ou extractos de ervas como aloé vera ou camomila, podem ajudar a reduzir o inchaço e o desconforto nos tecidos orais.

Para o alívio da dor, os elixires bucais que contêm ingredientes analgésicos, como a benzocaína ou a lidocaína, podem proporcionar um alívio temporário do desconforto oral associado a condições como úlceras orais ou ferimentos ligeiros.

A halitose, ou mau hálito, pode ser tratada com elixires bucais que contenham ingredientes que visem as bactérias causadoras de odores ou neutralizem os odores. Os elixires bucais anti-sépticos, os agentes oxigenantes como o dióxido de cloro ou os óleos essenciais como a hortelã-pimenta ou o eucalipto podem ser incluídos nestas formulações para refrescar o hálito e melhorar a higiene oral geral.

Além disso, os elixires bucais que contêm flúor podem ajudar a prevenir as cáries dentárias, fornecendo flúor diretamente aos dentes e promovendo a remineralização do esmalte, fortalecendo a estrutura dentária e reduzindo o risco de cáries.[30] Existem vários tipos de elixires bucais disponíveis para estas utilizações. Para a prevenção de doenças orais, um painel unânime recomendou a utilização de um elixir bucal antibacteriano como suplemento regular da limpeza mecânica.[31] No entanto, este painel não investigou os efeitos negativos a longo prazo da utilização regular de elixires bucais, nem defendeu um produto específico ou forneceu aos profissionais de saúde orientações para a escolha de um produto aceitável.

No entanto, confiar apenas nos elixires bucais sem incorporar métodos de limpeza mecânicos é insuficiente e pode levar a resultados de saúde oral abaixo do ideal. A utilização excessiva de elixires bucais pode, por vezes, causar efeitos adversos, incluindo a perturbação do microbioma oral natural e a potencial irritação da mucosa. Por conseguinte, os elixires bucais devem ser utilizados criteriosamente como parte de um regime de higiene dentária mais alargado.

A utilização de aparelhos ortodônticos pode ter um impacto significativo na capacidade de um doente manter uma higiene oral óptima. Os brackets, fios e outros componentes ortodônticos criam superfícies adicionais onde a placa bacteriana se pode acumular, tornando mais difícil a limpeza eficaz dos dentes. Isto pode levar a um risco acrescido de problemas dentários, tais como cáries, gengivite e periodontite, se não for mantida uma higiene oral adequada.

Para mitigar estes riscos, devem ser recomendados colutórios específicos durante o tratamento ortodôntico. A escolha do colutório deve ser adaptada à capacidade individual do paciente de realizar excelentes práticas de higiene oral, incluindo a escovagem dos dentes e o uso do fio dental. Deve também considerar o estado da sua dentição, gengivas e mucosa oral, bem como o seu potencial risco de doenças dentárias. Por exemplo, os doentes com boca seca podem beneficiar de elixires bucais concebidos para estimular a produção de saliva ou fornecer humidade.

Além disso, a eficácia e os potenciais efeitos secundários do elixir bucal devem ser cuidadosamente avaliados antes de se fazer uma recomendação. Os elixires bucais que contêm clorexidina, por exemplo, são altamente eficazes contra a placa bacteriana e a gengivite, mas devem ser utilizados com precaução devido a potenciais efeitos secundários, tais como manchas nos dentes e alterações do paladar. Os elixires bucais à base de óleos essenciais podem oferecer benefícios antimicrobianos com menos efeitos secundários, o que os torna uma opção adequada para uma utilização a longo prazo.

Os doentes submetidos a tratamento ortodôntico devem ser informados sobre a importância de integrar o elixir bucal na sua rotina diária de higiene oral, juntamente com a escovagem regular e o uso do fio dental. Esta abordagem abrangente ajuda a gerir o aumento da acumulação de placa bacteriana associada aos aparelhos ortodônticos e reduz a probabilidade de desenvolver problemas dentários durante o tratamento.

Os ortodontistas e os higienistas dentários desempenham um papel crucial na avaliação do estado de saúde oral de cada doente e na recomendação do colutório mais adequado. Esta avaliação deve ter em conta factores como a proficiência do doente em termos de higiene oral, o estado das suas gengivas e dentes e a sua suscetibilidade a doenças dentárias. As recomendações personalizadas podem aumentar a eficácia global do tratamento e melhorar os resultados em termos de saúde oral.

CLORHEXIDINA

O gluconato de clorexidina é uma bis-guanida catiónica antibacteriana de largo espetro. Tornou-se o elixir bucal mais eficaz para reduzir a gengivite e a acumulação de placa bacteriana.[32] Uma vez que a clorexidina reage com o flúor e o lauril sulfato de sódio, que é o detergente, só deve ser utilizada após um enxaguamento completo com água. A investigação atual indica a utilização de colutórios de clorexidina duas vezes por dia como auxiliar a curto prazo, como ajuda na desinfeção de locais cirúrgicos, para melhorar a cicatrização de feridas ou como método de tratamento temporário para indivíduos com halitose. A clorexidina inibe a formação da placa bacteriana através de uma atividade bactericida rápida e de uma ação bacteriostática a longo prazo devido à adsorção à superfície do esmalte revestido de película. [33]

Os doentes ortodônticos podem beneficiar da utilização de elixires de clorexidina para melhorar a sua higiene oral. Vários estudos demonstraram que a utilização de um enxaguamento com clorexidina como adjuvante do controlo mecânico da placa bacteriana reduz a retenção da placa bacteriana. Os índices gengivais registados indicam menos hemorragia.[34] Embora o colutório de clorexidina seja altamente eficaz no controlo da placa bacteriana e da gengivite, não é recomendado para utilização a longo prazo devido aos seus inúmeros efeitos secundários potenciais. Estes efeitos adversos podem afetar significativamente o conforto oral e geral de um doente, tornando problemática a utilização prolongada.

O efeito secundário mais comum da utilização prolongada de clorexidina é a coloração dos dentes, restaurações e tecidos moles. Esta descoloração pode ser difícil de remover e pode exigir uma limpeza dentária profissional para a resolver. Além disso, os doentes podem registar um aumento da deposição de cálculo (tártaro), o que pode complicar ainda mais a manutenção da higiene oral e exigir limpezas profissionais mais frequentes.

O sabor desagradável e a disgeusia (gosto distorcido) são também efeitos secundários notáveis que podem afetar a qualidade de vida do doente e a sua vontade de continuar a utilizar o colutório. Alguns doentes referem uma sensação de ardor na boca, que pode ser particularmente desconfortável. As erosões e a irritação da mucosa são outros problemas potenciais, levando a um maior desconforto e à possível interrupção das rotinas de higiene oral.

Para os doentes submetidos a quimiorradioterapia, que sofrem frequentemente de mucosite (inflamação e ulceração das membranas mucosas) ou xerostomia (boca seca), a utilização de clorexidina pode exacerbar o desconforto oral. Estes indivíduos já são propensos a perturbações orais irritáveis devido ao seu tratamento, e a irritação adicional da clorexidina pode agravar significativamente a sua condição.

Dados estes potenciais efeitos secundários, é crucial que os profissionais de medicina dentária considerem cuidadosamente a duração da utilização da clorexidina e monitorizem de perto os doentes. Podem ser recomendados elixires bucais alternativos com menos efeitos secundários para utilização a longo prazo, em especial para os doentes com doenças pré-existentes que possam ser agravadas pela clorexidina.

ELIXIRES BUCAIS COM ÓLEOS ESSENCIAIS

Os elixires bucais que contêm quatro óleos essenciais fenólicos - timol, eucaliptol, mentol e salicilato de metilo - muitas vezes com até 26% de álcool, são amplamente utilizados pela sua capacidade de penetrar nos biofilmes da placa bacteriana e eliminar os microrganismos que causam gengivite. Estes enxaguantes bucais à base de óleos essenciais são conhecidos pela sua atividade antibacteriana de largo espetro, o que os torna um complemento valioso nos regimes de higiene oral, especialmente para os doentes submetidos a tratamento ortodôntico ou para aqueles que têm dificuldade em remover eficazmente a placa bacteriana por meios mecânicos)][35]

Os compostos fenólicos nestes colutórios actuam em sinergia para atingir e romper a estrutura dos biofilmes da placa bacteriana. Foi demonstrado que o timol, o eucaliptol, o mentol e o salicilato de metilo matam eficazmente uma vasta gama de bactérias na cavidade oral. O seu mecanismo de ação inclui a rutura das paredes celulares bacterianas e a inibição de enzimas bacterianas essenciais, levando à morte dos microrganismos causadores de gengivite.

Estes elixires bucais não só reduzem a carga bacteriana global como também abrandam a proliferação bacteriana, atrasando assim a maturação da placa bacteriana. Este atraso é crucial porque proporciona aos doentes uma janela de oportunidade mais longa para remover mecanicamente a placa bacteriana antes que esta endureça e se transforme em tártaro (cálculo), que é muito mais difícil de remover.

Além disso, os colutórios à base de óleos essenciais ajudam a reduzir o volume e a patogenicidade da placa bacteriana. Ao reduzir o número de bactérias nocivas, estes elixires diminuem a resposta inflamatória na gengiva, reduzindo assim os sintomas e a progressão da gengivite. A redução do volume da placa bacteriana também facilita a manutenção da higiene oral dos doentes, especialmente nas áreas de difícil acesso afectadas pelos aparelhos ortodônticos.

Estes benefícios fazem dos elixires bucais à base de óleos essenciais um complemento eficaz da escovagem e do uso do fio dental. A sua capacidade de penetrar nos biofilmes e de proporcionar efeitos antibacterianos duradouros ajuda a manter a saúde oral entre as limpezas mecânicas. Além disso, estes elixires bucais são geralmente bem tolerados e têm menos efeitos secundários em comparação com alguns outros agentes antimicrobianos, como a clorexidina.[35] Pensa-se que o seu modo de ação envolve a morte de células bacterianas, a inibição de enzimas bacterianas e a extração de endotoxinas de bactérias Gram-negativas. São também anti-inflamatórios e inibidores da prostaglandina sintetase, bem como antioxidantes que eliminam os radicais livres de oxigénio. Devido às suas propriedades esterilizantes e de permeabilização da placa bacteriana, as investigações clínicas demonstraram que os óleos essenciais têm sido úteis na redução da placa bacteriana, da gengivite e da halitose.[36]

Uma investigação recente comparou a eficácia do colutório de Matricaria chamomilla L. (MTC) a 1% com o CHX e um colutório placebo no controlo da gengivite durante a terapia ortodôntica. Os investigadores concluíram que a utilização de colutórios com CHX e MTC diminuiu a inflamação gengival muito mais do que a utilização de um colutório placebo.[37]

CLORETO DE CETILPIRIDÍNIO, TRICLOSAN E BENZOATO DE SÓDIO

O cloreto de cetilpiridínio (CPC) é um produto químico antissético de amónio quaternário. [38] É amplamente utilizado em elixires bucais pelas suas propriedades antimicrobianas. Como agente catiónico, o CPC liga-se às superfícies bacterianas, rompendo as membranas celulares, causando a fuga de componentes celulares e interferindo com o metabolismo bacteriano. Este mecanismo reduz eficazmente a carga bacteriana na cavidade oral, prevenindo e diminuindo assim a acumulação de placa bacteriana. Os elixires bucais que contêm cloreto de cetilpiridínio são benéficos para a manutenção da higiene oral, especialmente para indivíduos com aparelhos ortodônticos ou para aqueles que têm dificuldade em conseguir uma remoção mecânica eficaz da placa bacteriana através da escovagem e do uso do fio dental.

Outro ingrediente chave encontrado em alguns elixires bucais é o benzoato de sódio. Pensa-se que este composto funciona dispersando os compostos gordos, proteicos e de hidratos de carbono na cavidade oral. Ao enfraquecer a adesão e a agregação da placa, o benzoato de sódio torna os depósitos de placa mais fáceis de remover durante a limpeza dentária de rotina. Esta ação ajuda a reduzir a carga global de placa bacteriana e a melhorar os resultados da higiene oral.

O triclosan, quimicamente conhecido como éter 2,4,4'-tricloro-2'-hidroxidifenílico, é também utilizado em alguns elixires bucais para aumentar a sua capacidade de aderência à mucosa oral. A incorporação do triclosan nas formulações dos colutórios permite-lhe permanecer na cavidade oral durante longos períodos, proporcionando efeitos antibacterianos prolongados. Este tempo de contacto prolongado aumenta a eficácia do colutório no controlo da placa bacteriana e da gengivite, tornando-o um componente valioso nos produtos de higiene oral.

Investigações clínicas demonstraram que os elixires bucais que contêm estes ingredientes activos podem reduzir significativamente a acumulação de placa bacteriana e a irritação gengival. Por exemplo, o cloreto de cetilpiridínio demonstrou ser eficaz na redução da prevalência de bactérias orais e na melhoria da saúde gengival. Do mesmo modo, o benzoato de sódio ajuda na remoção mecânica da placa bacteriana e o triclosan prolonga a ação antibacteriana dos elixires bucais.

No entanto, é importante notar que a eficácia destes elixires bucais pode variar. Alguns estudos descobriram que certas formulações não são mais eficazes do que um placebo ou um enxaguamento com água na redução dos níveis de placa bacteriana e gengivite. Esta variabilidade sublinha a necessidade de recomendações personalizadas com base nas necessidades e condições individuais dos doentes.[39]

Quando examinado com colutórios de óleos essenciais enriquecidos com álcool, um colutório sem álcool constituído por uma fórmula bifásica de óleo e água, com a fase oleosa composta por azeite e outros óleos essenciais e a fase aquosa contendo cloreto de cetilpiridínio, teve um efeito substancial na halitose.[40]

COLUTÓRIOS COM IODOPOVIDONA

A iodopovidona é um potente agente antimicrobiano utilizado em elixires bucais, formulado como um iodóforo em que o iodo é complexado com povidona, um polímero solúvel em água. Esta combinação única facilita o fornecimento de iodo às células microbianas. Após o contacto, a povidona-iodo liga-se à membrana celular dos microrganismos, libertando o iodo livre na célula bacteriana. Este mecanismo resulta em efeitos antibacterianos, antifúngicos, antiprotozoários e antivirais extensos, tornando-o eficaz contra uma vasta gama de agentes patogénicos na cavidade oral.

Para além das suas propriedades antimicrobianas, o colutório com iodopovidona demonstrou eficácia na redução da gengivite e da acumulação de placa bacteriana, o que o torna um complemento valioso das práticas regulares de higiene dentária. Além disso, estudos demonstraram que pode reduzir significativamente a probabilidade, intensidade e duração da mucosite induzida pela radioterapia, proporcionando alívio aos doentes submetidos a esses tratamentos.

Apesar da sua eficácia, foram levantadas preocupações sobre a absorção excessiva de iodo e potenciais problemas metabólicos. No entanto, estas preocupações são geralmente atenuadas pelas instruções de utilização correctas. Os doentes sem problemas de tiroide pré-existentes que utilizam o colutório de iodopovidona conforme as instruções e que, subsequentemente, cospem a solução, normalmente não sofrem efeitos adversos relacionados com a absorção de iodo.

De um modo geral, o colutório com iodopovidona oferece uma proteção antimicrobiana abrangente, tornando-o uma ferramenta valiosa na manutenção da saúde oral e na gestão de condições como a gengivite e a mucosite associadas à radioterapia. Os seus benefícios superam os riscos potenciais quando utilizado de forma responsável, tornando-o uma mais-valia nas rotinas de higiene dentária)][41]

ELIXIRES BUCAIS COM FLOURETO

O flúor desempenha um papel crucial na promoção da remineralização, formando fluorapatite e fluoro-hidroxiapatite, que são mais resistentes aos ataques ácidos, aumentando assim a proteção do esmalte contra as cáries dentárias. Este processo de remineralização fortalece e reforça a estrutura dentária, tornando-a mais resistente à cárie.

O flúor está disponível em várias formulações, incluindo o fluoreto de fosfato acidulado (APF) e o fluoreto de sódio (NaF), cada um com a sua própria concentração e método de aplicação. Estes compostos de flúor são normalmente incorporados em enxaguatórios bucais, proporcionando um meio adicional de fornecer flúor aos dentes.

Os colutórios com flúor são particularmente recomendados para indivíduos com elevado risco de desenvolver cáries. Isto inclui os doentes com fluxo salivar reduzido resultante de condições como a irradiação e a quimioterapia, uma vez que a saliva desempenha um papel crucial na neutralização dos ácidos e na remineralização das superfícies dentárias. Além disso, os indivíduos que possam ter dificuldade em manter práticas de higiene oral óptimas, como os que têm limitações físicas ou deficiências cognitivas, podem beneficiar de bochechos com flúor para complementar a sua rotina de cuidados orais.

Além disso, os doentes submetidos a terapia ortodôntica fixa, que pode criar dificuldades na remoção da placa bacteriana e aumentar o risco de cáries, podem beneficiar de elixires bucais com flúor. Estes elixires ajudam a mitigar o risco elevado de cárie associado ao tratamento ortodôntico, fortalecendo o esmalte e fornecendo proteção adicional contra ataques ácidos.

Ao incorporar enxaguantes bucais contendo flúor na sua rotina diária de higiene oral, os indivíduos com elevado risco de cáries podem melhorar os seus esforços de prevenção de cáries e manter uma saúde oral óptima. Estes enxaguantes servem como um complemento importante à escovagem regular e ao uso do fio dental, proporcionando uma camada extra de proteção contra a cárie dentária e promovendo o bem-estar dentário geral)[42]

] Os enxaguantes bucais com flúor não são recomendados para crianças com menos de seis anos devido ao risco significativo de ingestão. As crianças pequenas, especialmente as que têm menos de seis anos, podem não ter a capacidade de enxaguar e cuspir o elixir bucal de forma eficaz, aumentando a probabilidade de o engolirem involuntariamente.

A ingestão de enxaguantes bucais contendo flúor por crianças pequenas pode levar à fluorose, uma condição caracterizada pela descoloração e manchas no esmalte dos dentes. A fluorose ocorre quando é ingerido um excesso de flúor durante o período de formação do esmalte, normalmente até aos seis anos de idade. O risco de fluorose é maior em crianças pequenas que ainda estão a desenvolver os seus reflexos de deglutição e podem inadvertidamente engolir elixir bucal enquanto se enxaguam.

Para minimizar o risco de fluorose e outros potenciais efeitos adversos, os colutórios com flúor devem ser utilizados com precaução e sob a supervisão de um adulto em crianças com mais de seis anos de idade. Os pais e os prestadores de cuidados devem certificar-se de que as crianças são capazes de compreender e seguir as instruções para enxaguar e cuspir o elixir bucal para evitar a ingestão acidental.

Para as crianças com menos de seis anos, a exposição ao flúor deve ser feita principalmente através de pasta dentífrica com flúor utilizada em quantidades adequadas e sob a supervisão de um adulto durante a escovagem. Isto ajuda a proporcionar os benefícios do flúor na prevenção de cáries, minimizando o risco de ingestão.

ELIXIRES BUCAIS COM DIÓXIDO DE CLORO

Os avanços na medicina dentária introduziram novos adjuvantes na terapia periodontal, um dos quais é o dióxido de cloro (ClO2). Este composto é um potente agente oxidante com a capacidade de eliminar eficazmente os microrganismos ao perturbar os seus processos vitais, particularmente ao inibir a síntese proteica.

O dióxido de cloro é reconhecido pelas suas propriedades antimicrobianas de largo espetro, tornando-o eficaz contra bactérias, vírus, fungos e protozoários normalmente associados a doenças periodontais. O seu mecanismo de ação envolve a penetração das membranas celulares microbianas e a interferência com as funções celulares essenciais, conduzindo, em última análise, à morte microbiana.

Na terapia periodontal, o dióxido de cloro pode ser utilizado como adjuvante dos tratamentos tradicionais, como a destartarização e o alisamento radicular, para aumentar a redução microbiana e promover a saúde periodontal. Ao visar e eliminar os microrganismos patogénicos nas bolsas periodontais e nas superfícies dos dentes, o dióxido de cloro pode contribuir para a resolução da inflamação e para a prevenção da progressão da doença.

Além disso, as propriedades oxidativas do dióxido de cloro tornam-no eficaz na decomposição e neutralização dos compostos de enxofre voláteis (VSCs) responsáveis pelo mau odor associado às doenças periodontais. Ao eliminar os compostos causadores de odor, o dióxido de cloro pode ajudar a melhorar o conforto e a confiança do paciente após o tratamento periodontal.

Embora o dióxido de cloro se mostre promissor como terapia adjuvante no tratamento periodontal, é necessária mais investigação para elucidar completamente a sua eficácia, perfil de segurança e aplicações clínicas ideais. Além disso, as considerações relativas à concentração, duração da utilização e potenciais efeitos secundários devem ser cuidadosamente avaliadas para garantir a incorporação segura e eficaz do dióxido de cloro nos protocolos de tratamento periodontal. [43] Inclui oxigénio, que pode ser utilizado como anti-sético em lesões e acelera a recuperação. Também é útil para halitose, gengivite e periodontite. [4 4[4,5]] Numa solução aquosa, o ClO2 produz um radical livre na natureza do anião clorito, que oxida os Compostos de Enxofre Voláteis (VSC) para produzir um produto sem mau cheiro. No processo de oxidação, também degrada os precursores de VSC, como a cisteína e a metionina. [44] O enxaguamento com ClO2 tem sido amplamente utilizado nos países industrializados, incluindo os EUA e o Japão, e verificou-se que o enxaguamento bucal com ClO2 é útil para diminuir a halitose de manhã até 4 horas após a administração em participantes saudáveis.[4][5]

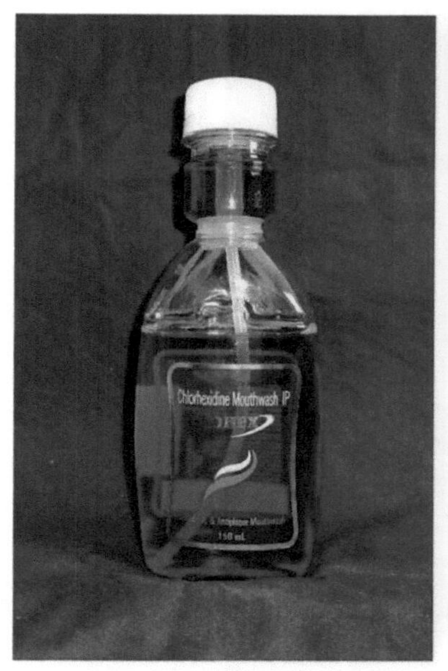

Chlorhexidine Mouthwash

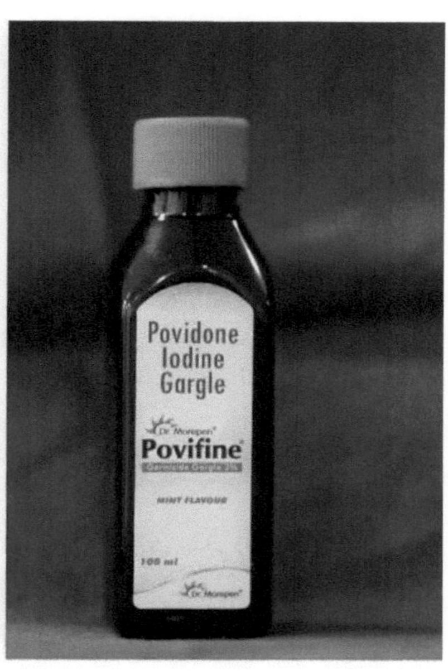

Povidone-Iodine Mouthwash

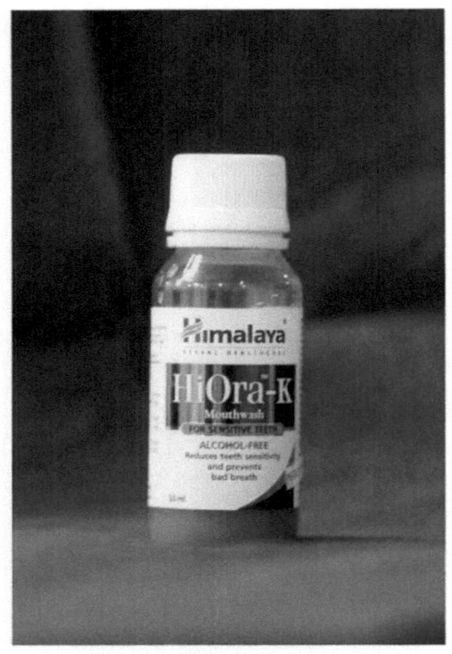

Potassium containing alcohol free Mouthwash

ELASTÓMEROS EM ORTODONTIA

Para fechar espaços em ortodontia, vários sistemas têm sido apresentados. Apesar do conhecimento existente sobre os muitos aspectos do sistema de fechamento de espaços, a busca por uma técnica ideal continua. O dispositivo de fechamento de espaço ideal deve ter características mecânicas que forneçam forças leves contínuas, mantenham a integridade periodontal e selem o espaço no menor tempo possível.[46] Os sistemas de fechamento de espaço comumente empregados em Ortodontia incluem itens elastoméricos, como correntes, elásticos ou módulos elastoméricos, bem como molas helicoidais de níquel-titânio (NiTi). Estes sistemas desempenham um papel crucial no tratamento ortodôntico, facilitando o fecho dos espaços entre os dentes, corrigindo os desalinhamentos dentários e conseguindo os movimentos dentários desejados.

Os materiais elastoméricos, tais como cadeias elastoméricas, elásticos ou módulos, são favorecidos pela sua facilidade de utilização, versatilidade e relação custo-eficácia. As cadeias elastoméricas, em particular, são copolímeros de poliuretano flexíveis e extensíveis que podem ser facilmente manipulados e fixados a brackets ou ganchos nos dentes. Elas exercem forças contínuas sobre os dentes, movendo-os gradualmente para as posições desejadas ao longo do tempo.

Da mesma forma, os elásticos e módulos feitos de materiais elastoméricos oferecem aos clínicos um meio conveniente e eficiente de aplicar forças controladas para conseguir movimentos dentários específicos. Estes materiais estão disponíveis em vários tamanhos, cores e forças, permitindo a personalização com base nas necessidades individuais do paciente e nos objectivos do tratamento.

Para além dos materiais elastoméricos, as molas helicoidais de níquel-titânio (NiTi) são normalmente utilizadas em sistemas de fecho de espaços. Estas molas helicoidais são fabricadas a partir de uma liga com memória de forma que lhes permite exercer forças consistentes e suaves sobre os dentes, ajudando no fecho de espaços e no alinhamento das arcadas dentárias.

A popularidade dos materiais elastoméricos em ortodontia é atribuída à sua eficácia, facilidade de manuseamento e preço acessível. Os profissionais de ortodontia preferem frequentemente estes materiais pela sua versatilidade na abordagem de uma vasta gama de más oclusões e objectivos de tratamento. Além disso, os materiais elastoméricos são bem tolerados pelos pacientes e podem ser facilmente integrados nos protocolos de tratamento ortodôntico existentes.[47]

São um componente ativo comum da terapia ortodôntica. Durante muitos anos, os elásticos provaram ser um complemento útil para qualquer terapia ortodôntica. Quando usados em conjunto com uma boa colaboração do paciente, permitem ao clínico retificar desvios antero-posteriores e verticais.

Os elásticos de látex tornaram-se um aspeto essencial da ortodontia desde que foram originalmente descritos no Columbia Dental Congress em 1893 por Calvin. S. Case, mas Henry A. Baker é considerado o responsável pela popularização da implementação desses elásticos intermaxilares. elásticos em contextos clínicos)][48]

APLICAÇÕES DE ELASTÓMEROS EM ORTODONTIA

As cadeias de elastómeros foram usadas pela primeira vez em medicina dentária na década de 1960 e, desde então, têm sido gravadas como um componente essencial de muitas práticas de tratamento ortodôntico)[49]] As forças exercidas pelos elastómeros em dentes individuais ou conjuntos de dentes são diretamente proporcionais à magnitude da força aplicada. No entanto, a tensão resultante sobre os dentes é influenciada por vários factores, incluindo o local onde a força é aplicada, a sua redistribuição através do periodonto e a direção em que actua.

Vários factores anatómicos e fisiológicos também desempenham um papel na determinação da quantidade de tensão produzida pelos elastómeros. Estes factores incluem o comprimento, a espessura e a forma da raiz e da cavidade do dente, bem como a presença de rotações dentárias e interferências oclusais. Além disso, a aptidão geral do ligamento periodontal e do osso que rodeia os dentes, que pode variar consoante a idade e o estado de saúde oral do doente, pode afetar a resposta às forças ortodônticas.

A participação do paciente é outro fator crucial no tratamento ortodôntico. O cumprimento da utilização dos elastómeros de acordo com as instruções do ortodontista assegura uma aplicação de força consistente e eficaz, conduzindo a uma movimentação dentária e a resultados de tratamento óptimos. A cooperação do doente na manutenção de boas práticas de higiene oral e na comparência regular às consultas de ortodontia também contribui para o sucesso do tratamento ortodôntico com elastómeros.

Embora a magnitude das forças aplicadas pelos elastómeros seja proporcional à força exercida, a tensão resultante sobre os dentes é influenciada por vários factores anatómicos, fisiológicos e relacionados com o paciente. Compreender e levar em conta esses fatores é essencial para que os ortodontistas alcancem uma movimentação dentária previsível e bem-sucedida e resultados de tratamento usando elastômeros na terapia ortodôntica)][50]

ELÁSTICOS

Os elásticos no tratamento ortodôntico exercem tensões leves que são particularmente eficazes para inclinar os dentes anteriores para trás, mas são menos propícios para mover os molares para frente corporalmente. Essa distinção na dinâmica da movimentação dentária decorre das diferenças na resposta biomecânica dos dentes anteriores e dos molares às forças aplicadas pelos elásticos.

Os dentes anteriores, sendo de raiz única e tendo menos resistência ao movimento, são mais susceptíveis à inclinação da coroa quando sujeitos às forças leves geradas pelos elásticos. Consequentemente, a inclinação dos dentes anteriores ocorre de forma relativamente rápida em resposta às forças elásticas, facilitando as correcções desejadas no alinhamento dos dentes e nas relações de mordida.

Em contraste, os molares, com suas múltiplas raízes e maior resistência ao movimento, são menos propensos à inclinação da coroa e requerem maior aplicação de força para alcançar o movimento corporal. A força exercida pelos elásticos nos molares é absorvida de forma semelhante à dos dentes anteriores, mas a resistência encontrada durante o movimento dos molares é maior devido à maior área de superfície de contacto com o osso circundante e o ligamento periodontal.

Como resultado, enquanto a inclinação da coroa dos dentes

anteriores pode ocorrer rapidamente em resposta às forças elásticas, o movimento corporal dos molares para frente é mais gradual e pode exigir uma duração mais longa de desgaste elástico para alcançar os resultados desejados. Essa diferença na dinâmica do movimento dentário ressalta a importância de se entender a biomecânica envolvida no tratamento ortodôntico e de se adaptar as estratégias de tratamento de acordo com ela, para se obter resultados ótimos.[51] Um empurrão constante pode causar um movimento invasivo rápido. Cada dente anterior entraria com uma força de 20 a 30 gms. A força leve causa fases de hialinização muito breves, e os dentes anteriores são rapidamente intruídos.

Elásticos intra-orais:

A terapia com aparelhos fixos geralmente utiliza elásticos intra-orais como componentes essenciais para alcançar os movimentos dentários desejados e as correções oclusais. Embora o uso de elásticos possa variar de acordo com as filosofias de tratamento e sistemas ortodônticos específicos, eles desempenham papéis fundamentais na orientação do alinhamento dentário, na resolução de desequilíbrios oclusais e na obtenção de resultados óptimos de tratamento.

Um exemplo de um sistema de tratamento que se baseia em elásticos intra-orais é a Disciplina Vari-Simplex, que emprega elásticos em três funções primárias:

Correção do Alinhamento da Dentição: Os elásticos intra-orais são utilizados para alinhar as dentições maxilar e mandibular, facilitando o estabelecimento de uma oclusão adequada. Estes elásticos ajudam a resolver discrepâncias sagitais e a equilibrar as relações de relação cêntrica/oclusão cêntrica, assegurando o alinhamento correto dos dentes e a função oclusal.

Correção de mordidas cruzadas e discrepâncias da linha média: Os elásticos são utilizados para tratar as mordidas cruzadas e as discrepâncias da linha média, ajudando na correção de más oclusões que envolvem deslocamentos laterais ou anteriores nas relações da arcada dentária. Ao aplicar forças adequadas, os elásticos ajudam na resolução destas discrepâncias, promovendo um alinhamento harmonioso da arcada dentária e a coordenação da linha média.

Resolução Oclusal: Os elásticos intra-orais desempenham um papel crucial nas fases finais do tratamento, ajudando a afinar as relações oclusais e a alcançar uma função oclusal óptima. Estes elásticos ajudam no refinamento da intercuspidação e dos contactos oclusais, assegurando relações de mordida estáveis e funcionais na conclusão do tratamento.

Vários tipos de elásticos intra-orais podem ser utilizados na terapia com aparelhos fixos, incluindo elásticos de látex, correntes elásticas, ligaduras e materiais similares. Esses elásticos vêm em diferentes tamanhos, forças e configurações, permitindo abordagens de tratamento personalizadas, adaptadas às necessidades individuais do paciente e aos objetivos do tratamento.[52]

Elásticos orais extra

Os elásticos extra-orais desempenham um papel vital no tratamento ortodôntico quando utilizados em conjunto com sistemas mecânicos extra-orais. Estes sistemas são concebidos para exercer forças na maxila ou na mandíbula para atingir objectivos ortodônticos específicos, tais como a correção esquelética, o movimento dentário ou a modificação do crescimento. Os elásticos extra-orais ligam-se a estes dispositivos e transmitem forças aos dentes ou maxilares, ajudando a alcançar os resultados desejados do tratamento.

Existem vários tipos de sistemas mecânicos extra-orais, cada um com as suas indicações e modos de ação específicos. Os exemplos incluem o arco facial, o arnês cervical (cinta cervical) e o arnês de tração alta (cinta de tração alta). Os elásticos extra-orais podem ser ligados a estes dispositivos para aplicar forças apropriadas à dentição ou às estruturas esqueléticas, facilitando os movimentos dentários desejados ou as alterações esqueléticas.

Os módulos elásticos, as correntes de plástico e os elásticos pesados são exemplos comuns de elásticos extra-orais utilizados no tratamento ortodôntico. Estes elásticos existem em vários tamanhos, forças e configurações para acomodar diferentes necessidades e objectivos de tratamento. Os módulos elásticos consistem em pequenas faixas elásticas que se prendem a ganchos ou acessórios no aparelho extra-oral e nos aparelhos ou dispositivos nos dentes, transmitindo forças para o movimento ou estabilização dos dentes. As correntes plásticas são correntes flexíveis feitas de material plástico que ligam o aparelho extra-oral aos braquetes ou aparelhos nos dentes, fornecendo força contínua para o movimento dentário desejado. Os elásticos pesados são elásticos mais grossos e fortes que exercem forças maiores, normalmente usados em casos que requerem movimentos dentários mais significativos ou correção esquelética. [53]

CORRENTES E FIOS ELASTOMÉRICOS:

Produzem forças contínuas leves que são utilizadas para a retração dos caninos, fecho de diastemas, correção rotacional e constrição da arcada. São muito acessíveis, limpas, simples de usar e não necessitam de muita assistência do paciente.[54] Embora as cadeias de elastómeros sejam amplamente utilizadas no tratamento ortodôntico pela sua versatilidade e eficácia, não estão isentas de inconvenientes. Quando expostas ao ambiente oral, as cadeias elastoméricas podem sofrer várias alterações que podem afetar o seu desempenho e longevidade.

Um problema significativo das cadeias elastoméricas é a sua tendência para absorver a humidade da cavidade oral. Esta absorção de humidade pode levar ao inchaço e amolecimento do material elastomérico, alterando as suas propriedades mecânicas e reduzindo a sua eficácia na aplicação de forças consistentes aos dentes. Além disso, a humidade absorvida pode contribuir para o crescimento bacteriano, levando potencialmente a problemas de saúde oral, como a acumulação de placa bacteriana e a inflamação gengival.

Além disso, as cadeias elastoméricas são propensas a descoloração quando expostas ao ambiente oral ao longo do tempo. Esta descoloração é muitas vezes irreversível e pode prejudicar a aparência estética do aparelho ortodôntico, o que pode ser particularmente preocupante para os pacientes que procuram opções de tratamento discretas.

Outro problema associado às cadeias elastoméricas é a quebra das ligações internas do material. Ao longo do tempo, a aplicação repetida de forças e a exposição às condições orais podem causar a degradação do material elastomérico, resultando na perda de elasticidade e deformidade irreversível. Este facto pode comprometer a capacidade das cadeias elastoméricas em manter forças consistentes sobre os dentes, levando potencialmente à ineficácia ou prolongamento do tratamento)[55,56]] Também sofrem de uma deterioração rápida da força que se deve ao relaxamento do stress, o que resulta numa lenta deterioração da eficiência. Esta perda de força torna difícil para os ortodontistas a determinação da força real transferida para a dentição)][56]

As ligaduras elastoméricas actuais são compostas por polímeros amorfos de elevado peso molecular, caracterizados pelas suas propriedades viscoelásticas, fluência e relaxamento da tensão. Estas ligaduras são normalmente fabricadas em duas formas principais: cortadas ou moldadas por injeção. Apesar de serem de fácil utilização e manipulação durante os procedimentos ortodônticos, as ligaduras elastoméricas degradam-se quando expostas ao ambiente oral, levando à perda de controlo dos dentes.

Uma caraterística notável das ligaduras elastoméricas é a sua elevada resistência à fricção, que pode influenciar a eficácia do tratamento ortodôntico. O grau de fricção entre a ligadura e o bracket ortodôntico ou fio ortodôntico pode afetar o movimento dos dentes e o progresso geral do tratamento. Além disso, a resistência à fricção das ligaduras elastoméricas pode ser influenciada por factores como a duração da aplicação da força e as condições orais circundantes.

Com o tempo, as ligaduras elastoméricas podem degradar-se devido à exposição a fluidos orais, saliva e placa bacteriana. Esta degradação pode comprometer a integridade das ligaduras, levando a uma menor eficácia no controlo do movimento e alinhamento dos dentes. Como resultado, os ortodontistas devem monitorar de perto a condição das ligaduras elastoméricas durante todo o curso do tratamento e substituí-las conforme necessário para manter os resultados ideais do tratamento.[57] Os elastómeros têm sido constantemente objeto de investigação sobre a sua distribuição de forças e a sua decomposição.

APLICAÇÃO DE FORÇA E DEGRADAÇÃO DE FORÇA DE CADEIAS ELASTOMÉRICAS

A principal limitação das cadeias elastoméricas é a sua incapacidade de manter uma força constante durante um período prolongado. Num estudo realizado por Andreasen e Bishara em 1970, os elásticos de látex e os módulos Unitek C-1 Alastik foram examinados para simular a redução do espaço intra-arco e as forças inter-arcos. Os investigadores descobriram que, após apenas um dia de carga, as cadeias elastoméricas sofreram uma redução significativa nas suas capacidades de transferência de força. Especificamente, as cadeias elastoméricas perderam 74% das suas capacidades de transferência de força, enquanto os elásticos de látex apresentaram uma redução menor de 42%.

Uma investigação mais aprofundada revelou que a deterioração da força seguia um padrão consistente após o período de carga inicial. Andreasen e Bishara recomendaram que se compensasse esta perda de força intrínseca estendendo inicialmente as cadeias elastoméricas até quatro vezes o nível de força pretendido. Este ajuste tinha como objetivo ter em conta a diminuição prevista da força ao longo do tempo, assegurando a manutenção de níveis de força adequados ao longo da duração do tratamento.

Os resultados deste estudo sublinham a importância de compreender o comportamento das cadeias elastoméricas no tratamento ortodôntico e a necessidade de ter em conta as suas limitações inerentes ao planear as estratégias de tratamento. Ao considerar fatores como a queda de força e ajustar os protocolos de tratamento em conformidade, os ortodontistas podem otimizar a eficácia das cadeias elastoméricas e alcançar resultados de tratamento bem-sucedidos para seus pacientes.[50]

Em um estudo posterior, conduzido por Hershey e Reynolds, a duração do ensaio foi estendida para seis semanas, e movimentos dentários de 0,25 e 0,5 mm foram modelados a cada semana para simular cenários de tratamento ortodôntico com mais precisão. Ao longo de um mês, observou-se que todos os módulos elastoméricos mantiveram uma média de aproximadamente 40% da sua força inicial. Essa retenção de força foi consistente mesmo após um mês e meio de carga contínua.

No entanto, à medida que os dentes eram submetidos a movimentos simulados na montagem experimental, a taxa de dissipação de força aumentava sensivelmente. No final do período de quatro semanas, apenas 33% da força inicial permaneceu quando o movimento dentário foi simulado a uma taxa de 0,25 mm, enquanto uma percentagem ligeiramente inferior de 25% foi retida quando a taxa de movimento simulado foi aumentada para 0,5 mm por semana.

Esses achados ressaltam a natureza dinâmica da dissipação de força nos módulos elastoméricos durante o tratamento ortodôntico. Embora os módulos elastoméricos apresentem inicialmente uma diminuição gradual da força ao longo do tempo, a taxa de perda de força acelera à medida que o movimento dentário é introduzido, provavelmente devido ao aumento das tensões mecânicas colocadas nos módulos durante os deslocamentos dentários simulados.

Os ortodontistas devem considerar estes resultados quando planearem protocolos de tratamento que envolvam módulos elastoméricos, uma vez que podem ser necessários ajustes para ter em conta a diminuição progressiva da retenção de força ao longo do tempo. Ao compreender a cinética da dissipação de força em módulos elastoméricos, os ortodontistas podem otimizar os resultados do tratamento e assegurar o movimento eficiente e eficaz dos dentes durante a terapia ortodôntica. [58]

O estudo realizado por Evans et al. representa uma contribuição significativa para a nossa compreensão do desempenho das cadeias elastoméricas no tratamento ortodôntico. Neste estudo clínico de boca dividida, as cadeias elastoméricas da 3M foram avaliadas quanto à sua capacidade de gerar força suficiente para a movimentação ortodôntica dos dentes durante um período de quatro meses. O desenho do estudo envolveu a remoção da corrente elastomérica após um mês num dos lados da boca, enquanto que no lado oposto foi deixada no local durante os quatro meses completos.

Curiosamente, os autores encontraram diferenças estatisticamente insignificantes na velocidade de fecho do espaço entre as áreas onde a corrente elastomérica foi mudada após um mês e as áreas onde permaneceu no local durante os quatro meses completos. Apesar do nível de força observado de 86 gramas, que ficou aquém do nível mínimo de força sugerido de 100 gramas, as cadeias elastoméricas demonstraram eficácia clínica na deslocação dos dentes após quatro meses de utilização.

O estudo também forneceu informações valiosas sobre a degradação da força exercida pelas cadeias elastoméricas ao longo do tempo. Intra-oralmente, verificou-se que a degradação média da força era de 41,9% ao fim de um dia, aumentando para 55,0% ao fim de três semanas. Do mesmo modo, os estudos in vitro revelaram uma degradação média da força de

38,9% ao fim de um dia, aumentando para 51,1% ao fim de 21 dias.

Com base nesses achados, os autores recomendam a troca das cadeias ou módulos elastoméricos em intervalos de três semanas para manter os níveis ideais de força e garantir a movimentação ortodôntica consistente dos dentes ao longo do tratamento. Esse intervalo é sugerido para minimizar o impacto da degradação da força observada ao longo do tempo e otimizar os resultados do tratamento.

Em resumo, o estudo de Evans et al. realça a importância de compreender a cinética da degradação da força nas cadeias elastoméricas e sublinha a necessidade de monitorizar e substituir regularmente estes componentes para obter resultados bem sucedidos no tratamento ortodôntico.[59]

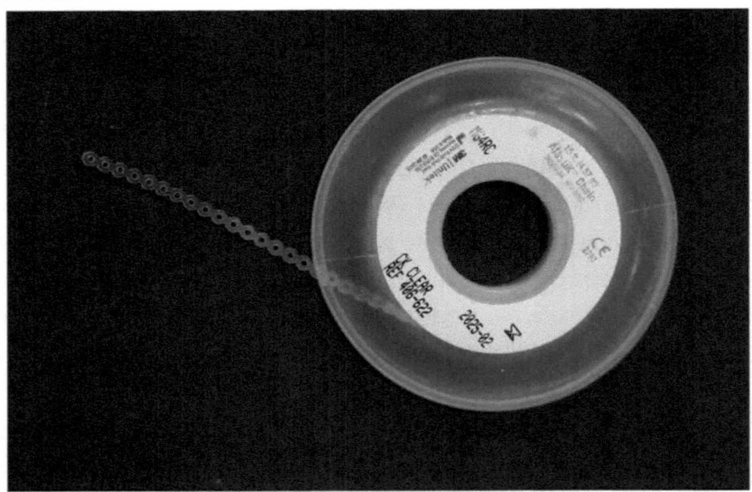

Cadeia elástica (cadeia E)

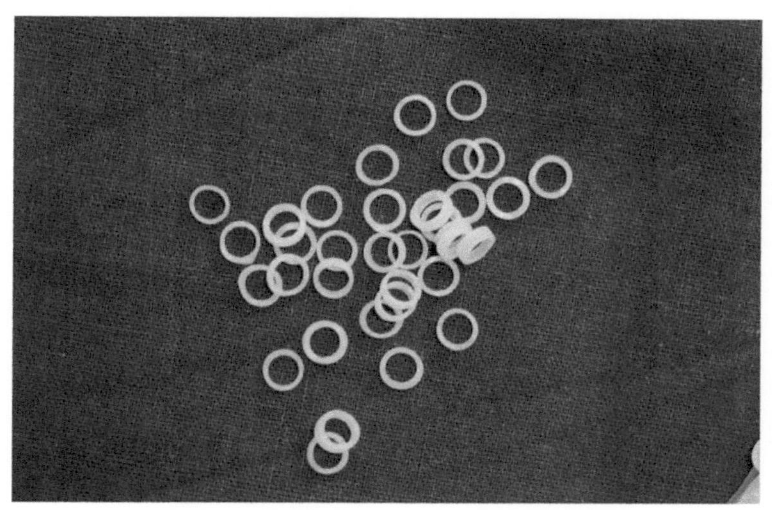

Elásticos intra-orais

EFEITO DOS COLUTÓRIOS NOS ELASTÓMEROS

A temperatura, o ambiente intra-oral, a permeabilidade à água, a atividade das substâncias químicas presentes na saliva, nos alimentos e nas bebidas, as variações do pH da saliva, a exposição à radiação UV, a limpeza da cavidade bucal e os colutórios aceleram a desintegração^[60-66] A utilização frequente de colutórios e de componentes específicos neles presentes, como forma de reforço nos cuidados orais durante a terapia ortodôntica, pode resultar na perda de resistência da cadeia elastomérica. É sabido que estes produtos químicos modificam ativamente as características físicas destes dispositivos, resultando na sua ineficácia. [67-72]

A eficácia dos elixires bucais, como o Listerine® e os colutórios de clorexidina, pode ser afetada por vários factores, incluindo a presença de químicos adicionais e a duração da utilização. Os estudos demonstraram que a potência destes elixires bucais pode deteriorar-se significativamente ao longo do tempo, com alguns autores a relatarem percentagens de degradação de 71,6% para o Listerine® e de 49% para os colutórios de clorexidina durante um período de quatro semanas.

Para além disso, a inclusão de químicos adicionais nos elixires bucais, tais como álcool ou agentes branqueadores, pode acelerar ainda mais a perda de potência. Alguns estudos indicaram que a presença destes químicos pode levar a uma redução adicional de 86,45% na potência do elixir bucal ao longo do tempo.

Estes resultados realçam a importância de considerar a estabilidade e a eficácia dos elixires bucais ao incorporá-los em regimes de higiene oral ou protocolos clínicos. Os doentes ortodônticos que utilizam elixires bucais como parte da sua rotina de cuidados orais devem estar cientes do potencial de deterioração da potência ao longo do tempo e podem beneficiar de uma avaliação regular e do ajustamento das suas práticas de higiene oral em conformidade.[73]

Efeito da clorhexidina nos elastómeros

O impacto de vários factores, incluindo a exposição à água, alterações de temperatura, substratos e agentes sintéticos como a clorexidina, na força exercida pelos elásticos é crucial para uma terapia ortodôntica segura e eficaz. Compreender os efeitos específicos da clorexidina nos materiais elastoméricos é particularmente importante em ortodontia, dado o seu uso generalizado como agente antimicrobiano nos cuidados orais.

Um estudo realizado em 2013 investigou a influência da clorexidina na degradação da força dos elásticos normalmente utilizados no tratamento ortodôntico. O estudo comparou grupos de elásticos expostos a diferentes concentrações de solução de clorexidina (0,12% e 0,2%) durante um período de 28 dias. Curiosamente, foi descoberto que os elásticos tratados com 0,2% de clorexidina retiveram uma quantidade maior de força em comparação com aqueles tratados com 0,12% de clorexidina, que experimentaram uma deterioração de força mais significativa durante o mesmo período de tempo. [74]

Notavelmente, o estudo concluiu que a clorexidina não teve um efeito notável na deterioração da força dos elásticos em cadeia nos seus níveis de força máxima. Os sujeitos de controlo, que não foram expostos à clorexidina, exibiram os valores de força mais baixos em comparação com os grupos experimentais. Embora houvesse diferenças nos valores de força entre os grupos experimentais, os resultados gerais sugerem que a clorexidina não teve um impacto significativo na degradação da força dos elásticos em cadeia durante o período de 28 dias.

Estes resultados fornecem informações valiosas sobre a compatibilidade da clorexidina com os materiais elastoméricos normalmente utilizados no tratamento ortodôntico. Os ortodontistas podem usar esta informação para tomar decisões informadas sobre o uso da clorexidina em conjunto com os aparelhos ortodônticos, assegurando que a segurança do paciente e a eficácia do tratamento sejam mantidas. Poderá ser necessária mais investigação para explorar os efeitos a longo prazo da exposição à clorexidina nos materiais ortodônticos e nos resultados do tratamento)][74]

Efeito do elixir bucal de óleo essencial nos elastómeros

O estudo conduzido por Omidkhoda et al. em 2015 teve como objetivo avaliar os efeitos de três tipos diferentes de colutórios na degradação da força das cadeias elásticas habitualmente utilizadas no tratamento ortodôntico. Os colutórios examinados incluíram saliva simulada, colutório Persica, clorexidina 0,2% e colutórios com fluoreto de sódio 0,05%.

Os resultados revelaram que aproximadamente 20% da degradação da força ocorreu no primeiro dia de exposição aos colutórios. No entanto, a taxa de redução da força manteve-se moderada e consistente desde a segunda semana até à quarta semana do período de estudo.

Curiosamente, os colutórios Persica e clorexidina resultaram na menor e maior percentagem de deterioração da força, respetivamente, após quatro semanas de exposição. Ao longo do período de estudo, foram observadas diferenças estatisticamente significativas entre estes dois tipos de elixir bucal, indicando impactos variáveis na degradação da força das cadeias elásticas.

O estudo concluiu que o colutório Persica demonstrou superioridade em relação à clorexidina em termos de controlo da higiene oral em doentes ortodônticos. Isto sugere que o elixir Persica pode ser uma opção favorável para os doentes ortodônticos que procuram uma manutenção eficaz da higiene oral durante o tratamento ortodôntico com cadeias elásticas.

Estes resultados contribuem com informações valiosas para a seleção de elixires bucais para pacientes ortodônticos e destacam o potencial impacto de diferentes formulações de elixires bucais na integridade dos materiais ortodônticos. Os ortodontistas podem considerar a recomendação do colutório Persica como parte de um regime de higiene oral abrangente para pacientes submetidos a tratamento ortodôntico com cadeias elásticas, embora possa ser necessária mais investigação para confirmar estes resultados e explorar factores adicionais que influenciam os resultados de higiene oral em pacientes ortodônticos.[75]

Efeito dos colutórios com zinco nos elastómeros

Um estudo salientou que a deterioração mais rápida da força das cadeias elastoméricas ocorreu nas primeiras 24 horas, com percentagens de degradação que variaram entre 46% e 49%. Após este período inicial, a taxa de deterioração da força abrandou, apresentando um declínio mais gradual ao longo do período experimental.

Curiosamente, o estudo sugeriu que o pH dos colutórios desempenhou um papel significativo na depreciação da força ao longo do tempo, em comparação com outros constituintes como o zinco, a clorexidina, os agentes contendo flúor, os óleos essenciais e o cloreto de cetilpiridínio. Isto implica que a acidez ou alcalinidade das soluções para bochechos pode contribuir para a degradação da força exercida pelas cadeias elastoméricas ao longo do tempo. Portanto, ao prescrever enxaguatórios bucais para pacientes ortodônticos, a consideração do nível de pH da solução de enxaguatório bucal pode ser crucial para mitigar potenciais efeitos adversos nos aparelhos ortodônticos.

Além disso, o estudo descobriu que os colutórios contendo zinco tiveram a menor influência na degradação da força da cadeia elastomérica, seguidos por Halita, Listerine Whole Care Zero e Breath Rx, por esta ordem. Isto sugere que os colutórios contendo zinco podem ser preferíveis para pacientes ortodônticos que usam cadeias elastoméricas, uma vez que podem exercer menos efeitos prejudiciais sobre a integridade dos aparelhos ortodônticos em comparação com outras formulações de colutórios. [76]

Efeito de outros colutórios nos elastómeros

Um estudo realizado revelou diferenças significativas na degradação da força das cadeias elastoméricas quando expostas a vários elixires durante um período de 28 dias. O elixir Listerine, que contém álcool, resultou na degradação máxima da força das cadeias elastoméricas, com uma percentagem de 71,61%. Em contraste, o enxaguamento oral Clohex Plus, que contém clorexidina, gerou a menor degradação da força, com 64,91%, enquanto o Colgate Phos-Flur, um enxaguamento que contém flúor, produziu uma depreciação da força de 65,22%.

Uma análise mais aprofundada indicou que os componentes específicos destes elixires bucais contribuíram para a degradação da força observada. O álcool, um componente do enxaguatório Listerine, foi responsável por 69,26% da degradação da força observada após aproximadamente um mês de exposição. O fluoreto de sódio (NaF), presente no Colgate Phos- Flur, contribuiu para 64,2% da degradação da força, enquanto a clorexidina, encontrada no enxaguatório bucal Clohex Plus, levou a 64% da degradação da força.

Estes resultados sublinham o impacto da composição dos elixires bucais, particularmente o teor de álcool, na degradação dos materiais poliméricos ortodônticos. Os colutórios contendo álcool, como o Listerine®, foram associados à degradação acelerada das cadeias elastoméricas. No entanto, resultados conflitantes foram observados em estudos que compararam enxaguatórios bucais contendo clorexidina com enxaguatórios contendo fluoreto de sódio, não sendo observada variação significativa na degradação na maioria dos casos. Além disso, não houve consenso sobre os efeitos dos enxaguatórios bucais contendo substâncias químicas branqueadoras, enquanto os enxaguatórios à base de ervas não apresentaram efeitos deletérios sobre as características dos polímeros ortodônticos)][77]

RECENTES AVANÇOS NOS ELIXIRES BUCAIS

CLORETO DE CETILPIRIDÍNIO:

Um inovador enxaguamento oral que inclui CPC e ácido hialurónico (HA), molécula biológica com agentes anti-inflamatórios e que inibe o crescimento das características das bactérias que controlam o crescimento da placa bacteriana, apresentou efeitos semelhantes aos da CHX na redução da formação de biofilme, mas sem variação na prevenção da inflamação gengival. Além disso, não foram detectados efeitos secundários da CHX. Esta combinação é sugerida como um potencial substituto dos elixires caseiros típicos devido aos efeitos mútuos dos seus principais ingredientes)[78]] Noutro estudo, foi administrado a doentes com gengivite um elixir bucal que incluía CPC e ácido tranexâmico (TXA), uma versão antifibrinolítica fabricada do aminoácido lisina. Revelou uma diminuição analiticamente importante da placa supragengival e atenuou os indícios de hemorragia da gengiva, nomeadamente a hemorragia à sondagem, durante um período de seis semanas (BOP).[79] Uma composição de goma de mascar que combina CPC e um derivado peptídico antimicrobiano de largo espetro do decapeptídeo KSL (KSL-W) mostra uma possibilidade substancial como técnica substituta para gerir a limpeza oral em pessoas que não podem limpar os seus dentes de forma rotineira. Durante trinta minutos de mastigação da pastilha elástica, a combinação diminuiu drasticamente o desenvolvimento da placa bacteriana de uma forma dependente da dose, bem como o perfil de libertação de químicos antiplaca e antibacterianos. [80]

O estudo efectuado em mulheres grávidas revelou resultados promissores associados à utilização do elixir bucal CPC (cloreto de cetilpiridínio). A utilização do elixir bucal CPC não só reduziu o desenvolvimento de doenças periodontais durante a gravidez, como também contribuiu para uma melhoria global da saúde periodontal entre as grávidas. [81]

Além disso, o estudo concluiu que a utilização de elixir bucal CPC diminuiu significativamente a probabilidade de parto pré-termo em mulheres grávidas. O nascimento pré-termo está frequentemente associado a doenças intra-uterinas e a uma resposta inflamatória do hospedeiro, que podem ter implicações graves para a saúde materna e fetal. Ao reduzir o risco de parto prematuro, o colutório CPC pode ajudar a mitigar estes resultados adversos e promover melhores resultados na gravidez, tanto para a mãe como para o bebé.

Estes resultados realçam os potenciais benefícios da incorporação do elixir bucal CPC nas rotinas de higiene oral durante a gravidez. A manutenção de uma boa saúde periodontal durante a gravidez é importante não só para a saúde oral, mas também para o bem-estar geral da mãe e do feto. Os colutórios CPC podem oferecer um meio seguro e eficaz de reduzir o risco de doenças periodontais e de parto prematuro, proporcionando uma ferramenta adicional para promover a saúde materna e infantil durante a gravidez. [81]

FLOURIDE DE SÓDIO:

O recente estudo sobre os efeitos do NaF (fluoreto de sódio) nas células do ligamento periodontal (PDL) in vitro revelou descobertas promissoras relativamente ao seu potencial para a regeneração óssea na terapia da periodontite. O estudo demonstrou que uma concentração moderada de NaF estimulou o crescimento e a maturação das células PDL.

Quando diferentes doses de NaF foram administradas a células PDL cultivadas num ambiente de geração óssea, verificou-se que o impacto na proliferação celular era dependente da dose. Especificamente, a viabilidade celular aumentou de uma concentração de 50 mol/L NaF para 500 mol/L NaF, indicando um efeito positivo no crescimento e viabilidade celular. No entanto, a uma concentração mais elevada de 5000 mol/L NaF, a viabilidade celular diminuiu, sugerindo potenciais efeitos citotóxicos em doses excessivas.

Além disso, o estudo observou um aumento significativo da atividade da fosfatase alcalina (ALP) nas células expostas a concentrações de 10 e 500 mol/L de NaF. A ALP é uma enzima associada à formação óssea, o que indica um maior potencial de produção óssea nestas células.

Estes resultados sugerem que a incorporação de uma dose adequada de NaF em medicamentos para a terapia da periodontite, tais como perio packages e adesivos de tecido, poderia oferecer uma nova abordagem terapêutica para fins regenerativos na regeneração do tecido periodontal. Ao promover a proliferação celular, a maturação e a formação óssea, o NaF tem o potencial de apoiar a regeneração de tecidos periodontais danificados e melhorar os resultados do tratamento de pacientes com doença periodontal. No entanto, é essencial considerar cuidadosamente a dosagem e os potenciais efeitos citotóxicos para garantir a segurança e a eficácia das terapias à base de NaF em contextos clínicos. Justifica-se a realização de mais investigação e ensaios clínicos para explorar todo o potencial terapêutico do NaF na terapia da periodontite e na regeneração óssea)][82]

COLUTÓRIOS À BASE DE PLANTAS:

A incorporação de ervas e extractos de plantas em pastas de dentes e elixires bucais ganhou popularidade nos últimos anos devido a vários factores, incluindo o aumento de infecções multirresistentes e a procura de opções de higiene oral rentáveis, seguras e eficazes. Os fitoquímicos naturais derivados de plantas oferecem um potencial promissor para a manutenção e tratamento da saúde oral.

Várias ervas e extractos de plantas têm sido investigados quanto à sua potencial utilização em produtos de higiene oral, incluindo aloé vera, curcumina, óleo de eucalipto, alcaçuz, neem e óleo da árvore do chá. Entre estas, a curcumina tem atraído a atenção pelos seus notáveis efeitos anti-inflamatórios.

Um estudo recente realizado em ratos contribuiu para o crescente conjunto de provas que apoiam as propriedades anti-inflamatórias da curcumina. No estudo, verificou-se que a curcumina suprimia a produção de citocinas pró-inflamatórias interleucina-1 (IL-1) e fator de necrose tumoral alfa (TNF-a) em fibroblastos gengivais de ratos estimulados por lipopolissacárido (LPS). Além disso, a curcumina inibiu a ativação do fator nuclear kappa B (NF-κB), um regulador-chave dos processos inflamatórios, e impediu a redução induzida pelo LPS da relação entre a osteoprotegerina (OPG) e o ativador do recetor solúvel do ligando do fator nuclear kappa B (sRANKL). Este rácio é um indicador importante do metabolismo do osso alveolar, sugerindo que a curcumina pode ajudar a regular a atividade inflamatória no periodonto.

Estudos in vivo demonstraram ainda os efeitos anti-inflamatórios da curcumina, mostrando uma redução da inflamação gengival, da quebra das fibras de colagénio e da reabsorção óssea alveolar em ratos.

Estes resultados realçam os potenciais benefícios terapêuticos da curcumina na gestão das doenças periodontais e das condições inflamatórias orais. A incorporação da curcumina em produtos de higiene oral, como pastas de dentes e elixires, pode oferecer uma abordagem natural e eficaz para promover a saúde oral e combater as condições orais relacionadas com a inflamação. No entanto, é necessária mais investigação, incluindo ensaios clínicos, para avaliar plenamente a eficácia e a segurança dos produtos de higiene oral à base de curcumina nas populações humanas.[83]

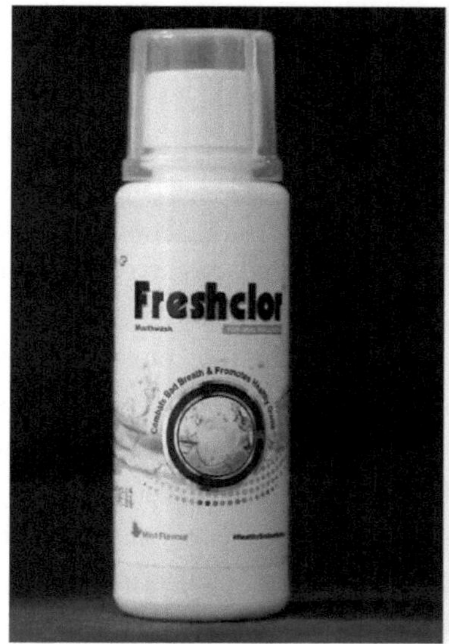

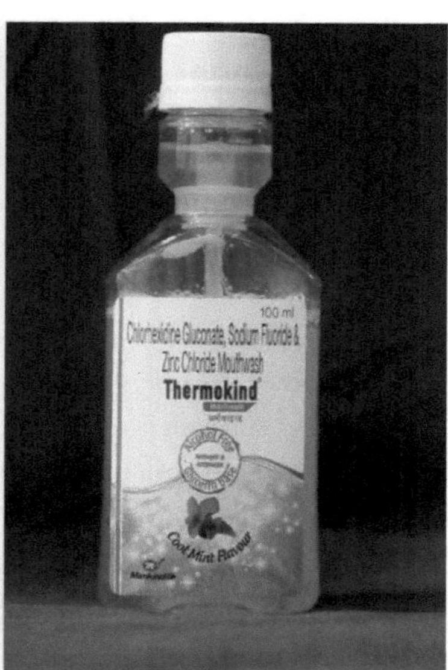

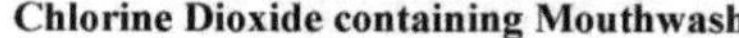
Chlorine Dioxide containing Mouthwash

Zinc and Fluoride containing Mouthwash

CONCLUSÃO

A compreensão dos vários factores que influenciam as características e o padrão de degradação de força dos elastómeros é crucial em Ortodontia, particularmente no encerramento de diastemas. Um fator importante a considerar é o impacto dos colutórios com álcool, que se verificou acelerarem a degradação das características materiais das cadeias elásticas. Isso reforça a importância de se ter cautela ao recomendar enxaguatórios bucais com álcool para pacientes ortodônticos que utilizam aparelhos elastoméricos.

Os resultados da investigação que comparam os efeitos da clorexidina e do fluoreto de sódio (NaF) nos materiais elastoméricos têm sido contraditórios, com a maioria dos estudos a indicar que não há diferença significativa na deterioração entre os dois. Isto realça a necessidade de mais investigação e de uma análise cuidadosa ao selecionar as formulações de colutórios para os doentes ortodônticos.

Além disso, não há consenso sobre os efeitos dos enxaguatórios bucais contendo substâncias químicas branqueadoras sobre os materiais elastoméricos. É necessária mais investigação para determinar o potencial impacto destas formulações na integridade dos aparelhos ortodônticos.

Por outro lado, foi demonstrado que os enxaguatórios bucais à base de plantas não têm efeitos deletérios sobre as características dos elastómeros. Isto sugere que os pacientes ortodônticos podem considerar a utilização de enxaguantes bucais à base de plantas como parte da sua rotina de higiene oral, sem comprometer a integridade dos seus aparelhos ortodônticos.

Em geral, a escolha do elixir bucal depende das necessidades específicas de saúde oral do indivíduo e do resultado terapêutico pretendido. A consulta de um dentista ou de um profissional de saúde oral pode ajudar a determinar o elixir bucal mais adequado para resolver problemas específicos de saúde oral e manter uma higiene oral óptima.

Munidos deste conhecimento, os clínicos podem planear melhor os protocolos de tratamento e programar intervalos de tempo adequados entre as visitas para permitir a substituição das cadeias ou módulos elastoméricos, conforme necessário. Ao gerir cuidadosamente os determinantes chave que influenciam a aplicação e degradação da força, os clínicos podem assegurar que a potência ortodôntica óptima é preservada durante todo o período de tratamento, mantendo a higiene oral.

REFERÊNCIAS

1. J. A. Bousquet Jr., O. Tuesta, e C. Flores-Mir, "In vivo comparison of force decay between injection molded and die-cut stamped elastomers," American Journal of Orthodontics and Dentofacial Orthopedics, vol. 129, no. 3, pp. 384389, 2006.
2. J. Huang, C. Y. Li, e J. H. Jiang, "Effects of fixed orthodontic brackets on oral malodor: a systematic review and meta-analysis according to the preferred reporting items for systematic reviews and meta-analyses guidelines," Medicine, vol. 97, no. 14, 2018.
3. W. J. M. Barrie e J. A. Spence, "Elastics-their properties and clinical applications in orthodontic fixed appliance therapy", British Journal of Orthodontics, vol. 1, no. 4, pp. 167-171, 1974.
4. A. Halimi, M. F. Azeroual, A. Doukkali, K. El Mabrouk, e F. Zaoui, "Elastomeric chain force decay in artificial saliva: an in vitro study," International Orthodontics, vol. 11, no. 1, pp. 60-70, 2013.
5. W. R. Proffit, H. W. Fields, D. M. Msd, B. Larso, e D. M. Sarver, Contemporary Orthodontics, Elsevier Health Sciences, Filadélfia, PA, EUA, 6.ª edição, 2019.
6. D. C. De Genova, P. McInnes-Ledoux, R. Weinberg, e R. Shaye, "Force degradation of orthodontic elastomeric chains-a product comparison study," American Journal of Orthodontics, vol. 87, no. 5, pp. 377-384, 1985.
7. J. P. Ferriter, C. E. Meyers Jr., e L. Lorton, "O efeito da concentração de iões de hidrogénio na taxa de degradação da força de elásticos ortodônticos de cadeia de poliuretano," American Journal of Orthodontics and Dentofacial Orthopedics, vol. 98, no. 5, pp. 404-410, 1990.
8. Rucker BK, Kusy RP. Propriedades elásticas de flexão de arcos de aço inoxidável multiestrurados versus fios convencionais de níquel titânio. The Angle Orthodontist. 2002 Aug 1;72(4):302-9.
9. Quintao CC, Menezes LM, Elias CN. Propriedades de força-deflexão de fios ortodônticos iniciais. World journal of orthodontics. 2009 Mar 1;10(1).
10. Ahrari F, Ramazanzadeh BA, Sabzevari B, Ahrari A. O efeito da

exposição ao flúor nas propriedades de carga-deflexão de fios ortodônticos superelásticos à base de níquel-titânio. Aust Orthod J. 2012 maio 1;28(1):72-9.

11. Lin J, Han S, Zhu J, Wang X, Chen Y, Vollrath O, et al. Influência da saliva artificial ácida contendo flúor nas propriedades mecânicas dos fios ortodônticos de níquel-titânio. Indian J Dent Res Off Publ Indian Soc Dent Res. 2012;23(5):591-5.

12. Goldberg AJ, Morton J, Burstone CJ. O módulo de elasticidade em flexão dos fios ortodônticos. Journal of Dental Research. 1983 Jul;62(7):856-8.

13. Brantley WA, Augat WS, Myers CL, Winders RV. Estudos de deformação por flexão de fios ortodônticos. Journal of Dental Research. 1978 Apr;57(4):609-15.

14. Juvvadi SR, Kailasam V, Padmanabhan S, Chitharanjan AB. Propriedades físicas, mecânicas e de flexão de 3 fios ortodônticos: um estudo in-vitro. Revista americana de ortodontia e ortopedia dentofacial. 2010 Nov 1;138(5):623-30.

15. Gorelick L, Geiger AM, Gwinnett AJ. Incidência de formação de manchas brancas após colagem e bandagem. Am J Orthod. 1982 Feb;81(2):93-8.

16. Aghili H, Yassaei S, Eslami F. Avaliação do efeito de três colutórios nas propriedades mecânicas e na morfologia da superfície de vários fios ortodônticos: An: in vitro: study. Revista de investigação dentária. 2017 Jul 1;14(4):252-9.

17. Srivastava K, Chandra PK, Kamat N. Effect of fluoride mouth rinses on various orthodontic archwire alloys tested by modified bending test: an in vitro study. Indian J Dent Res Off Publ Indian Soc Dent Res. 2012;23(3):433-4.

18. Alavi S, Barooti S, Borzabadi-Farahani A. Uma avaliação in vitro das características mecânicas dos fios ortodônticos de níquel-titânio em soluções de fluoreto com diferentes acidez. J Orthod Sci. 2015;4(2):52-6.

19. Kaneko K, Yokoyama K, Moriyama K, Asaoka K, Sakai J. Degradação do desempenho de fios ortodônticos causada pela absorção de hidrogénio durante a imersão de curta duração em solução de fluoreto de fosfato acidulado a 2,0%. Angle Orthod. 2004 Aug;74(4):487-95.

20. Heravi F, Moayed MH, Mokhber N. Effect of fluoride on nickel-titanium and stainless steel orthodontic archwires: an in-vitro study. J Dent Tehran Iran. 2015 Jan;12(1):49-59.

21. Mathur S, Mathur T, Srivastava R, Khatri R. Chlorhexidine: O padrão de ouro no controlo químico da placa bacteriana. Jornal Nacional de Fisiologia, Farmácia e Farmacologia. 2011 Jul 1;1(2):45.

22. Walker MP, White RJ, Kula KS. Effect of fluoride prophylactic agents on the mechanical properties of nickel-titanium-based orthodontic wires. Revista americana de ortodontia e ortopedia dentofacial. 2005 Jun 1;127(6):662-9.

23. Walker MP, Ries D, Kula K, Ellis M, Fricke B. Propriedades mecânicas e caraterização da superfície do fio ortodôntico de titânio beta e aço inoxidável após tratamento tópico com flúor. Angle Orthod. 2007 Mar;77(2):342-8.

24. Ramalingam A, Kailasam V, Padmanabhan S, Chitharanjan A. O efeito dos agentes fluoretados tópicos nas propriedades físicas e mecânicas dos fios NiTi e cobre NiTi. Um estudo in vivo. Aust Orthod J. 2008 May;24(1):26-31.

25. Omidkhoda M, Poosti M, Sahebnasagh Z, Zebarjad SM, Sahebnasagh Z. Effects of three different mouthwashes on the surface characteristics of nickel-titanium and Stainless steel archwires in orthodontics. Jornal de materiais e técnicas dentárias. 2017 Mar 1;6(1):19-26.

26. Renuka S, Muralidharan NP. Comparação dos benefícios dos colutórios à base de plantas com os colutórios de clorexidina: Uma revisão. Asian J Pharm Clin Res. 2017 Feb 1;10(2):3-7.

27. Aspalli S, Shetty VS, Devarathnamma MV, Nagappa G, Archana D, Parab P. Avaliação do efeito antiplaca e antigengivite do colutório à

base de plantas no tratamento da gengivite induzida pela placa bacteriana: Um ensaio clínico aleatório. Jornal da Sociedade Indiana de Periodontologia. 2014 Jan 1;18(1):48-52.

28. Adams D, Addy M. Enxaguatórios bucais. Adv Dent Res 1994;8:291-301.
29. Daly CG. Prescrição de uma boa higiene oral para adultos. Aust Prescr 2009;32:72-5.
30. Dona BL, Grundemann LJ, Steinfort J, Timmerman MF, van der Weijden GA. O efeito inibitório da combinação de clorexidina e peróxido de hidrogénio na acumulação de placa bacteriana durante 3 dias. J Clin Periodontol 1998;25:879-83.
31. Directrizes terapêuticas: Oral e dentária. Versão 1. Melbourne: Therapeutic Guidelines Limited; 2007.
32. O papel dos elixires bucais anti-sépticos na prevenção eficaz de doenças orais. Australas Dent Pract 2007;18:14
33. Arweiler NB, Netuschil L, Reich E. Soluções de elixir bucal sem álcool para reduzir o crescimento da placa supragengival e a vitalidade. Um estudo clínico controlado. J Clin Periodontol 2001;28:168-74.
34. Jenkins S, Addy M, Wade W. O mecanismo de ação da clorhexidina. Um estudo do crescimento da placa bacteriana em inserções de esmalte in vivo. J Clin Periodontol. 1988 Aug;15(7):415-24.
35. Anderson GB, Bowden J, Morrison EC, Caffesse RG. Clinical effects of chlorhexidine mouthwashes on patients undergoing orthodontic treatment. American Journal of Orthodontics and Dentofacial Orthopedics (Jornal Americano de Ortodontia e Ortopedia Facial). 1997 Jun 1;111(6):606-12.
36. Fine DH, Furgang D, Sinatra K, Charles C, McGuire A, Kumar LD. In vivo antimicrobial effectiveness of an essential oil-containing mouth rinse 12 h após uma única utilização e 14 dias de utilização. J Clin Periodontol 2005;32:335-40
37. Sharma N, Charles CH, Lynch MC, Qaqish J, McGuire JA, Galustians JG, et al. Adjunctive benefit of an essential oil-containing mouthrinse in reducing plaque and gingivitis in patients who brush and floss regularly: a six-month study. J Am Dent Assoc 2004;135:496-504

38. Goes, P.; Dutra, C.S.; Lisboa, M.R.P.; Gondim, D.V.; Leitao, R.; Brito, G.A.C.; Rego, R.O. Eficácia clínica de um colutório de Matricaria chamomile L. a 1% e clorexidina a 0,12% no controlo da gengivite em pacientes submetidos a tratamento ortodôntico com aparelhos fixos. J. Oral Sci. 2016, 58, 569-574
39. Witt J, Ramji N, Gibb R, Dunavent J, Flood J, Barnes J. Efeitos antibacterianos e antiplaca de um novo enxaguamento oral sem álcool com cloreto de cetilpiridínio. J Contemp Dent Pract 2005;6:1-9
40. Nelson RF, Rodasti PC, Tichnor A, Lio YL. Estudo comparativo de quatro enxaguatórios bucais de venda livre que alegam benefícios antiplaca e/ou antigengivite. Clin Prev Dent 1991;13:30-3
41. Loesche WJ. Os efeitos dos elixires bucais antimicrobianos no mau odor oral e o seu estatuto relativamente aos regulamentos da Food and Drug Administration dos EUA. Quintessence Int 1999;30:311-8.
42. Adamietz IA, Rahn R, Bottcher HD, Schafer V, Reimer K, Fleischer W. Prophylaxis with povidone-iodine against induction of oral mucositis by radiochemotherapy. Support Care Cancer 1998;6:373-7
43. Marinho VCC, Higgins JPT, Logan S, Sheiham A. Bochechos com flúor para a prevenção de cáries dentárias em crianças e adolescentes. Cochrane Database of Systematic Reviews 2003, Issue 3. Art. No.: CD002284. DOI: 10.1002/14651858
44. Bernarde M A, Snow W B, Olivieri V P e Davidson B 1967 Kinetics and mechanism of bacterial disinfection by chlorine dioxide. J. Appl. Microbiol. 15 257-65
45. Al-Bayaty F, Taiyeb-ali T, Abdulla M A e Hashim F 2010 Antibacterial Effect of Chlorine Dioxide and Hyaluronate on Dental Biofilm (Efeito antibacteriano do dióxido de cloro e do hialuronato no biofilme dentário). Afr. J. Microbiol. Res. 4 25-25-31
46. Lynch E, Sheerin A, Claxson A W D, Atherton M D, Rhodes C J, Silwood C J L, Naughton D P, and Grootveld M 1997 Multicomponent spectroscopic investigations of salivary antioxidant consumption by an oral rinse preparation containing the stable free radical species Chlorine Dioxide. Free Radic. Res. J. 26 209-34
47. Dixon V, Read MJF, O'Brien KD, Worthington HV, Mandall NA. Um ensaio clínico randomizado para comparar três métodos de fechamento

de espaço ortodôntico. Am J Orthod Dentofacial Orthop. 2002;29(1):31-6

48. Nattrass C, Ireland AJ, Sheriff M. O efeito de factores ambientais em molas helicoidais elastoméricas de cadeia e níquel titânio. Eur J Orthod. 1998;20(2):169- 76
49. Asbell M B. "A brief history of orthodontics" (Uma breve história da ortodontia). Am J Orthod Dentofac Orthop. 1990; 98: 176-182
50. Baty DL. "Cadeias elastoméricas sintéticas: uma revisão da literatura". Am J Orthod Dentofac Orthop.1994;105:536-42
51. Walter BR. "Um estudo da força aplicada em relação ao uso de elásticos e molas helicoidais". Angle Orthod. 1951; 21: 151-154
52. Wolfgang BH, Helmut D. "Forças produzidas por elásticos ortodônticos em função do tempo e da distância percorrida". Eur J Orthod. 1986; 8: 198-201
53. Alexander RG. "A disciplina de Alexander". 1ª Edição. EUA: Ormco Corporation;1986
54. De Genova DC, McInnes-Ledoux P, Weinberg R, Shaye R. Force degradation of orthodontic elastomeric chains-a product comparison study. AM J ORTHOD 1985;87:377-84.
55. Andreasen GF, Bishara SE. Comparação de cadeias elásticas e elásticos envolvidos com forças intra-arco molar a molar. Angle Orthod 1970;40:151-8.
56. Andreasen GF, Bishara SE. Relaxamento de cadeias e módulos elastoméricos ortodônticos in vitro e in vivo. Angle Orthod 1970;40:319-28
57. Pelligrini P, Sauerwein R, Finlayson T, McLeod J, Covell DA, Jr, Maier T, et al. Retenção da placa bacteriana por brackets ortodônticos autoligáveis vs elastoméricos: comparação quantitativa de bactérias orais e deteção com adenosina trifosfato bioluminescência. Am J Orthod Dentofacial Orthop. 2009;135:426.e1-9.
58. Condo R, Casaglia A, Condo SG, Cerroni L. Retenção da placa bacteriana em ligaduras elastoméricas: um estudo in vivo. Oral Implantol (Roma) 2013;5:92-9
59. Andhare P, Datana S, Agarwal SS, Chopra SS. Comparação da força

de decaimento in vivo e in vitro de cadeias/módulos elastoméricos: uma revisão sistemática e meta-análise. Jornal da Federação Mundial de Ortodontistas. 2021 Dec 1;10(4):155- 62.

60. Nattrass C, Ireland AJ, Sherriff M. O efeito do fator ambiental nas molas helicoidais elastoméricas de cadeia e de níquel titânio. Eur J Orthod. 1998 Abr;20(2):169-76
61. Pithon MM, Rodrigues AC, Sousa EL, Santos LP, Soares Ndos S. Os colutórios com e sem agentes branqueadores degradam a força das cadeias elastoméricas? Angle Orthod. 2013 Jul;83(4):712-7.
62. Larrabee TM, Liu SS, Torres-Gorena A, Soto-Rojas A, Eckert GJ, Stewart KT. Os efeitos de várias concentrações de álcool normalmente encontradas em enxaguatórios bucais sobre a força de decaimento da cadeia elastomérica. Angle Orthod. 2012 Sep;82(5):894-9.
63. Liberati A, Altman DG, Tetzlaff J, Mulrow C, Gotzsche PC, loannidis JP, Clarke M, Devereaux PJ, Kleijnen J, Moher D. The PRISMA statement for reporting systematic reviews and meta-analyses of studies that evaluate healthcare interventions: explanation and elaboration. BMJ. 2009 Jul 21;339
64. David C, Cardoso de Cardoso G, Isolan CP, Piva E, Moraes RR, Cuevas-Suarez CE. Resistência de união de resinas compostas fluidas auto-adesivas aos tecidos dentários: Uma revisão sistemática e meta-análise de estudos in vitro. J Prosthet Dent. 2021; Abr 7(21):102-5.
65. Menon VV, Madhavan S, Chacko T, Gopalakrishnan S, Jacob J, Parayancode A. Avaliação comparativa da deterioração da força da cadeia elastomérica com o uso de vários enxaguatórios bucais em ambiente oral simulado: um estudo in vitro. J Pharm Bioallied Sci. 2019 maio; 11(2):269-273
66. Kumar K, Shetty S, Krithika MJ, Cyriac B. Effect of commonly used beverage, soft drink, and mouthwash on force delivered by elastomeric chain: a comparative in vitro study. Jornal de Saúde Oral Internacional. 2014;6(3):7-10.
67. Al-Ani RA. O efeito do elixir bucal contendo álcool na degradação forçada de cadeias elastoméricas coloridas. Jornal indiano de pesquisa e desenvolvimento em saúde pública. 2019 Oct 1;10(10).
68. Pithon MM, Santana DA, Sousa KH, Farias IM. A clorexidina em

diferentes formulações interfere na força dos elásticos ortodônticos? O ângulo
Orthodontist. 2013 Mar 1;83(2):313-8.

69. Omidkhoda M, Rashed R, Khodarahmi N. Avaliação dos efeitos de três elixires diferentes na força de decaimento das cadeias ortodônticas. Dental Research Journal. 2015 Jul;12(4):348.
70. Behnaz M, Dalaie K, Hosseinpour S, Namvar F, Kazemi L. O efeito das pastas dentífricas com agentes branqueadores na força de degradação das cadeias ortodônticas elastoméricas. Revista Europeia de Medicina Dentária. 2017 Oct;11(04):427-31.
71. Oshagh M, Ajami S. Uma comparação de decaimento de força: cadeia elástica ou método tie-back? Revista Mundial de Ortodontia. 2010 Dec 1;11(4).
72. Ramachandraiah S, Sridharan K, Nishad A, Manjusha KK, Abraham EA, Ramees MM. Características da força de degradação de cadeias elastoméricas comummente utilizadas após exposição a vários elixires bucais com diferentes concentrações de álcool: um estudo in vitro. J Contemp Dent Pract. 2017 Sep 1;18(9):813-20.
73. Nahidh M, Abdullah NN, Hassan AF, Ghaib NH. O efeito de colutórios à base de ervas na deterioração da força de cadeias elastoméricas: Um Estudo In-vitro. Ciências da Saúde. 2017 Jan 1;6(10):45-53.
74. Ash JL, Nikolai RJ. Relaxamento de cadeias e módulos elastoméricos ortodônticos in vitro e in vivo. Journal of dental research. 1978 maio;57(5-6):685-90.
75. De Genova DC, McInnes-Ledoux P, Weinberg R, Shaye R. Force degradation of orthodontic elastomeric chains - a product comparison study. Revista Americana de Ortodontia. 1985 May 1;87(5):377-84.
76. Issa AR, Kadhum AS, Mohammed SA. Os efeitos dos colutórios contendo zinco na degradação da força das cadeias elastoméricas ortodônticas: um estudo in vitro. Jornal Internacional de Odontologia. 2022 Abr 29;2022.
77. Castelló CA, Zamora-Martínez N, Paredes-Gallardo V, Tarazona-Álvarez B. Effect of Mouthwashes on the Force Decay of Orthodontic Elastomeric Chains: A Systematic Review and Meta-Analysis.

78. Tadakamadla SK, Bharathwaj VV, Duraiswamy P, Sforza C, Tartaglia GM. Eficácia clínica de um novo elixir bucal à base de cloreto de cetilpiridínio e ácido hialurónico em comparação com elixires de clorexidina e placebo - um ensaio clínico aleatório de 21 dias. Jornal Internacional de Higiene Dental. 2020 Feb;18(1):116-23.
79. Lee JE, Lee JM, Lee Y, Park JW, Suh JY, Um HS, Kim YG. The antiplaque and bleeding control effects of a cetylpyridinium chloride and tranexamic acid mouth rinse in patients with gingivitis. Journal of Periodontal & Implant Science. 2017 Jun;47(3):134-42.
80. Al-Ghananeem AM, Leung KP, Faraj J, DeLuca PP. Desenvolvimento de uma goma de mascar antiplaca e antimicrobiana sustentada de um decapeptídeo. AAPS PharmSciTech. 2017 Aug;18:2240-7.
81. Jiang H, Xiong X, Buekens P, Su Y, Qian X. Uso de enxaguatório bucal durante a gravidez para melhorar os resultados do nascimento e neonatais: um ensaio controlado aleatório. BMC pregnancy and childbirth. 2015 Dec;15(1):1-7.
82. Li KQ, Jia SS, Ma M, Shen HZ, Xu L, Liu GP, Huang SY, Zhang DS. Efeitos do flúor na proliferação e mineralização de células do ligamento periodontal in vitro. Brazilian Journal of Medical and Biological Research. 2016 Jul 11;49:e5291.
83. Xiao CJ, Yu XJ, Xie JL, Liu S, Li S. Efeito protetor e mecanismos relacionados da curcumina na periodontite experimental em ratos. Medicina de cabeça e rosto. 2018 Dec;14(1):1-8.

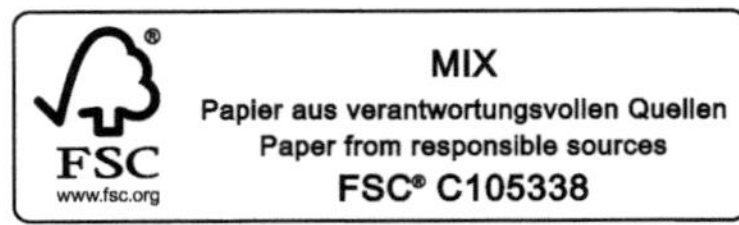

Printed by Books on Demand GmbH, Norderstedt / Germany